中医临证必读经典白话解

诊家正眼·四言脉诀白话解
ZHENJIAZHENGYAN·SIYANMAIJUE
BAIHUAJIE

原著 （明）李中梓

注解 李晓君 郭霞珍 刘晓燕

U0273970

中国中医药出版社
·北京·

图书在版编目（CIP）数据

诊家正眼·四言脉诀白话解／（明）李中梓原著；李晓君，
郭霞珍，刘晓燕注解.—北京：中国中医药出版社，2013.3（2023.12重印）
（中医临证必读经典白话解）
ISBN　978-7-5132-1304-2

Ⅰ.①诊…Ⅱ.①李…②李…③郭…④刘…Ⅲ.①脉
学—中国—明代Ⅳ.①R241.1

中国版本图书馆CIP数据核字（2013）第001831号

中 国 中 医 药 出 版 社 出 版
北京经济技术开发区科创十三街31号院二区8号楼
邮政编码　100176
传真　010-64405721
廊坊市祥丰印刷有限公司印刷
各地新华书店经销

开本787mm×1092mm　1/32　印张5.5　字数70千字
2013年3月第1版　2023年12月第5次印刷
书　号　ISBN 978-7-5132-1304-2

定价　15.00　元
网址　www.cptcm.com

如有印装质量问题请与本社出版部调换（010-64405510）
服务热线　010-64405510
购书热线　010-89535836
微商城网址　https://kdt.im/LIdUGr
官方微博　http://e.weibo.com/cptcm

中医临证必读经典白话解

丛书编委会

总主编 郭霞珍

编　委（按姓氏笔画排序）

王　彤　王光凯　王志飞　王洪鹏

邓小峰　甘秀伦　叶金竹　史楠楠

朱晓娟　刘　絮　刘兴仁　刘晓燕

闫桢圆　许筱颖　严雪梅　李建军

李晓君　张保春　张明泉　张皞珺

赵·雁　袁卫玲　徐　颖　郭学军

郭霞珍　常　久　常立果　蒋　燕

韩俊阁　谭　方　谭　程

内容提要

　　《诊家正眼·四言脉诀白话解》是"中医临证必读经典白话解"丛书之一。全书辑录的歌诀摘自明代医家李中梓所著的《诊家正眼》，其将二十八脉的脉象与主病分列为体象歌、主病歌、兼脉歌三项，而《诊家正眼·四言脉诀白话解》按照原文、提要、注释、白话解、解析的体例加以注解，是学习切脉的简易读本，适合中医初学者及中医爱好者阅读。

总　序

　　历史的绵延，知识的积累，科技的发展，大量中医药书籍的刊行，不仅推动了中医药理论体系的发展与不断完善，并且也建立与形成了中医药的知识宝库。中医药书籍中蕴藏着历代医家大量的临证经验和丰富的理论知识，为中医药理论体系的形成和发展，为从事中医药行业专业人才的培养与成长，为疾病的诊断、治疗与预防，奠定了坚实的理论与实践基础，是我们取之不尽，用之不竭的知识源泉。

　　医学专业是与人体生命直接相连的学科，中医药学的实践性更接近人们的生活。中医药书籍除了从事医学专业的人员需要学习外，也有很多普通读者因想了解中医药知识而阅读相关书籍。为此，我们从诸多的古医籍中选择了一部分直接贴近中医专业临床应用的著作，对其做了一些必要的注释和分析。为了便于读者的阅读理解，在编写整理时，对难字加了【注释】，大部分书附有【白话解】，同时配以经文分析，列为【解析】，并以小丛书的形式，单独成册刊行，以飨读者。在整理与分析过程中，我们体会到有些书籍因历史久远，所包含的内容十分丰富，有些知识我们的理解也不一定准确，望读者给予指正，为中医药事业的深入发展贡献一份力量。

期望本丛书的出版能有助于中医人才的成长，也希望读者多多提出宝贵意见，以便我们更好地为读者服务。

北京中医药大学　郭霞珍

2012.10

前　言

李中梓（1588-1655），字士材，号念莪，又号荩凡居士，江苏华亭（今松江县）人，明代著名医家。李氏治学师古而不泥古，师众而能各取其长。他根据临床实践，提出"肾为先天之本，脾为后天之本""气血俱要，而补气在补血之先；阴阳并需，而养阳在滋阴之上"等总结性意见，迄今仍为医家所遵循。《诊家正眼》是一部中医脉学名著，约成书于明·崇祯十五年（1642年），后由李中梓门人尤乘增补重订刊行，并于清·康熙六年与《本草通玄》《病机沙篆》合刊为《士材三书》。除《士材三书》李氏还著有《内经知要》《医宗必读》《增补颐生微论》等书，内容简要，平实可法，对中医学的普及和历代医学经验的总结做出重要贡献，受到后世称颂。

《诊家正眼》共分上下两卷。上卷39篇，统论脉学的基本原理、基本知识，如诊脉的部位、时间、方法，以及五脏平脉、病脉、死脉、真脏脉、怪脉等的临床应用。下卷29篇，以四言歌诀形式，分述二十八脉的脉象、主病、兼脉，简明扼要，便于记诵。但由于著述年代久远，歌诀又极精炼，给初学者带来很大困难，故本书将《诊家正眼》中二十八脉的脉象、主病、兼脉四言歌诀摘出，并逐一按照原文、提要、注释、白话解、解析的体例加以注解，以利于初学者的学习和掌握。

由于中医脉学理论极为深奥，加之作者水平有限，如注解有不当之处，欢迎广大读者指正。

编者

目 录

诊家正眼·四言脉诀白话解

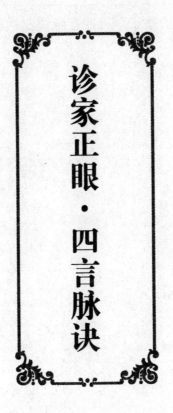

诊家正眼·四言脉诀

浮　脉

【体象歌】浮在皮毛，如水漂木；

举之有余，按之不足。

【主病歌】浮脉为阳，其病在表。

寸浮伤风，头疼鼻塞；

左关浮者，风在中焦；

右关浮者，风痰在膈；

尺脉得之，下焦风客；

小便不利，大便秘涩。

【兼脉歌】无力表虚，有力表实。

浮紧风寒，浮迟中风；

浮数风热，浮缓风湿；

浮芤失血，浮短气病；

浮洪虚热，浮虚暑惫；

浮涩血伤，浮濡气败。

沉　脉

【体象歌】沉行筋骨，如水投石；

　　　　　按之有余，举之不足。

【主病歌】沉脉为阴，其病在里。

　　　　　寸沉短气，胸痛引胁；

　　　　　或为痰饮，或水与血。

　　　　　关主中寒，因而痛结；

　　　　　或为满闷，吞酸筋急。

　　　　　尺主背痛，亦主腰膝；

　　　　　阴下湿痒，淋浊痢泄。

【兼脉歌】无力里虚，有力里实。

　　　　　沉迟痼冷，沉数内热；

　　　　　沉滑痰饮，沉涩血结；

　　　　　沉弱虚衰，沉牢坚积；

　　　　　沉紧冷疼，沉缓寒湿。

迟　脉

【体象歌】迟脉属阴，象为不及；

往来迟慢，三至一息。

【主病歌】迟脉主脏，其病为寒。

寸迟上寒，心痛停凝。

关迟中寒，癥结挛筋。

尺迟火衰，溲便不禁；

或病腰足，疝痛牵阴。

【兼脉歌】有力积冷，无力虚寒。

浮迟表冷，沉迟里寒；

迟涩血少，迟缓湿寒；

迟滑胀满，迟微难安。

数　脉

【体象歌】数脉属阳，象为太过；

一息六至，往来越度。

【主病歌】数脉主腑，其病为热。

寸数喘咳，口疮肺痈。

关数胃热，邪火上攻。

尺数相火，遗浊淋癃。

【兼脉歌】有力实火，无力虚火。

浮数表热，沉数里热；

阳数君火，阴数相火；

右数火亢，左数阴戕。

滑　脉

【体象歌】滑脉替替，往来流利；

盘珠之形，荷露之义。

【主病歌】滑脉为阳，多主痰涎。

寸滑咳嗽，胸满吐逆。

关滑胃热，壅气伤食。

尺滑病淋，或为痢积；

男子溺血，妇人经郁。

【兼脉歌】浮滑风痰，沉滑痰食；

滑数痰火，滑短气塞；

滑而浮大，尿则阴痛；

滑而浮散，中风瘫痪；

滑而冲和，娠孕可决。

涩　脉

【体象歌】 涩脉蹇滞，如刀刮竹；

迟细而短，三象俱足。

【主病歌】 涩为血少，亦主精伤。

寸涩心痛，或为怔忡。

关涩阴虚，因而中热；

右关土虚，左关胁胀。

尺涩遗淋，血痢可决；

孕为胎病，无孕血竭。

【兼脉歌】 涩而坚大，为有实热；

涩而虚软，虚火炎灼。

虚　脉

【体象歌】虚合四形，浮大迟软；

　　　　　及乎寻按，几不可见。

【主病歌】虚主血虚，又主伤暑。

　　　　　左寸心亏，惊悸怔忡；

　　　　　右寸肺亏，自汗气怯。

　　　　　左关肝伤，血不营筋；

　　　　　右关脾寒，食不消化。

　　　　　左尺水衰，腰膝痿痹；

　　　　　右尺火衰，寒证蜂起。

实　脉

【体象歌】实脉有力，长大而坚；
　　　　　应指愊愊，三候皆然。

【主病歌】血实脉实，火热壅结。
　　　　　左寸心劳，舌强气涌；
　　　　　右寸肺病，呕逆咽疼。
　　　　　左关见实，肝火胁痛；
　　　　　右关见实，中满气疼。
　　　　　左尺见之，便闭腹疼；
　　　　　右尺见之，相火亢逆。

【兼脉歌】实而且紧，寒积稽留；
　　　　　实而且滑，痰凝为祟。

长　　脉

【**体象歌**】长脉迢迢，首尾俱端；

直上直下，如循长竿。

【**主病歌**】长主有余，气逆火盛。

左寸见长，君火为病；

右寸见长，满逆为定。

左关见长，木实之殃；

右关见长，土郁胀闷。

左尺见长，奔豚冲克；

右尺见长，相火专令。

短　脉

【体象歌】短脉涩小，首尾俱俯；
　　　　　中间突起，不能满部。

【主病歌】短主不及，为气虚证。
　　　　　短居主寸，心神不定；
　　　　　短见右寸，肺虚头痛。
　　　　　短在左关，肝气有伤；
　　　　　短在右关，膈间为殃。
　　　　　左尺短时，少腹必疼；
　　　　　右尺短时，真火不隆。

洪　　脉

【体象歌】洪脉极大，状如洪水；

来盛去衰，滔滔满指。

【主病歌】洪为盛满，气壅火亢。

左寸洪大，心烦舌破；

右寸洪大，胸满气逆。

左关见洪，肝木太过；

右关见洪，脾土胀热。

左尺洪大，水枯便难；

右尺洪大，龙火燔灼。

微　脉

【体象歌】微脉极细，而又极软；

似有若无，欲绝非绝。

【主病歌】微脉模糊，气血大衰。

左寸惊怯，右寸气促。

左关寒挛，右关胃冷。

左尺得微，髓竭精枯；

右尺得微，阳衰命绝。

细　　脉

【体象歌】细直而软，累累萦萦；
　　　　　状如丝线，较显于微。
【主病歌】细主气衰，诸虚劳损。
　　　　　细居左寸，怔忡不寐；
　　　　　细在右寸，呕吐气怯。
　　　　　细入左关，肝阴枯竭；
　　　　　细入右关，胃虚胀满。
　　　　　左尺若细，泄痢遗精；
　　　　　右尺若细，下元冷惫。

濡　脉

【体象歌】濡脉细软，见于浮分；
　　　　　举之乃见，按之即空。

【主病歌】濡主阴虚，髓绝精伤。
　　　　　左寸见濡，健忘惊悸；
　　　　　右寸见濡，腠虚自汗。
　　　　　左关逢之，血不营筋；
　　　　　右关逢之，脾虚湿浸。
　　　　　左尺得濡，精血枯损；
　　　　　右尺得之，火败命乖。

弱　脉

【体象歌】 弱脉细小，见于沉分；
　　　　　　举之则无，按之乃得。

【主病歌】 弱为阳陷，真气衰弱。
　　　　　　左寸心虚，惊悸健忘；
　　　　　　右寸肺虚，自汗短气。
　　　　　　左关木枯，必苦挛急；
　　　　　　右关土寒，水谷之疴。
　　　　　　左尺弱形，涸流可征；
　　　　　　右尺弱见，阳陷可验。

紧　脉

【体象歌】紧脉有力，左右弹指；
　　　　　如绞转索，如切紧绳。

【主病歌】紧主寒邪，亦主诸痛。
　　　　　左寸逢紧，心满急痛；
　　　　　右寸逢紧，伤寒喘嗽。
　　　　　左关人迎，浮紧伤寒；
　　　　　右关气口，沉紧伤食。
　　　　　左尺见之，脐下痛极；
　　　　　右尺见之，奔豚疝疾。

【兼脉歌】浮紧伤寒，沉紧伤食；
　　　　　急而紧者，是为遁尸；
　　　　　数而紧者，当主鬼击。

缓　脉

【体象歌】缓脉四至，来往和匀；

微风轻飐，初春杨柳。

【主病兼脉歌】缓为胃气，不主于病；

取其兼见，方可断证。

浮缓风伤，沉缓寒湿；

缓大风虚，缓细湿痹；

缓涩脾薄，缓弱气虚。

左寸涩缓，少阴血虚；

右寸浮缓，风邪所居。

左关浮缓，肝风内鼓；

右关沉缓，土弱湿侵。

左尺缓涩，精宫不及；

右尺缓细，真阳衰极。

弦　脉

【体象歌】弦如琴弦，轻虚而滑；
　　　　　端直以长，指下挺然。

【主病歌】弦为肝风，主痛主疟。
　　　　　主痰主饮。弦在左寸，
　　　　　心中必痛；弦在右寸，
　　　　　胸及头疼。左关弦兮，
　　　　　痰疟癥瘕；右关弦兮，
　　　　　胃寒膈痛。左尺逢弦，
　　　　　饮在下焦；右尺逢弦，
　　　　　足挛疝痛。

【兼脉歌】浮弦支饮，沉弦悬饮；
　　　　　弦数多热，弦迟多寒；
　　　　　弦大主虚，弦细拘急；
　　　　　阳弦头痛，阴弦腹痛；
　　　　　单弦饮癖，双弦寒痼。

动　脉

【**体象歌**】动无头尾，其动如豆；
　　　　　厥厥动摇，必兼滑数。

【**主病歌**】动脉主痛，亦主于惊。
　　　　　左寸得动，惊悸可断；
　　　　　右寸得动，自汗无疑。
　　　　　左关若动，惊及拘挛；
　　　　　右关若动，心脾疼痛。
　　　　　左尺见之，亡精为病；
　　　　　右尺见之，龙火奋迅。

促　脉

【体象歌】促为急促，数时一止；
　　　　　如趋而厥，进则必死。

【主病歌】促因火亢，亦由物停。
　　　　　左寸见促，心火炎炎；
　　　　　右寸见促，肺鸣咯咯。
　　　　　促见左关，血滞为殃；
　　　　　促居右关，脾宫食滞。
　　　　　左尺逢之，遗滑堪忧；
　　　　　右尺逢之，灼热为灾。

结　脉

【**体象歌**】结为凝结，缓时一止；

徐行而怠，颇得其旨。

【**主病歌**】结属阴寒，亦由凝积。

左寸心寒，疼痛可决；

右寸肺虚，气寒凝结。

左关结见，疝瘕必现；

右关结形，痰滞食停。

左尺结兮，痿躄之疴；

右尺结兮，阴寒为楚。

代　脉

【**体象歌**】代为禅代，止有常数；

　　　　　不能自还，良久复动。

【**主病歌**】代主脏衰，危恶之候。

　　　　　脾土败坏，吐利为咎；

　　　　　中寒不食，腹疼难救。

　　　　　两动一止，三四日死；

　　　　　四动一止，六七日死；

　　　　　次第推求，不失经旨。

革　脉

【**体象歌**】革大弦急，浮取即得；

按之乃空，浑如鼓革。

【**主病歌**】革主表寒，亦属中虚。

左寸之革，心血虚痛；

右寸之革，金衰气壅。

左关遇之，疝瘕为祟；

右关遇之，土虚为疼。

左尺诊革，精空可必；

右尺诊革，殒命为忧。

女人得之，半产漏下。

牢　脉

【体象歌】牢在沉分，大而弦实；

　　　　　浮中二候，了不可得。

【主病歌】牢主坚积，病在于内。

　　　　　左寸之牢，伏梁为病；

　　　　　右寸之牢，息贲可定。

　　　　　左关见牢，肝家血积；

　　　　　右关见牢，阴寒痃癖。

　　　　　左尺牢形，奔豚为患；

　　　　　右尺牢形，疝瘕痛甚。

散　脉

【体象歌】散脉浮乱，有表无里；

中候渐空，按则绝矣。

【主病歌】散为本伤，见则危殆。

左寸见散，怔忡不寐；

右寸见散，自汗淋漓。

左关之散，当有溢饮；

右关之散，胀满蛊疾。

左尺见散，北方水竭；

右尺得之，阳消命绝。

芤　脉

【体象歌】 芤乃草名，绝类慈葱；

　　　　　　浮沉俱有，中候独空。

【主病歌】 芤脉中空，故主失血。

　　　　　　左寸呈芤，心主丧血；

　　　　　　右寸呈芤，相傅阴伤。

　　　　　　芤入左关，肝血不藏；

　　　　　　芤现右关，脾血不摄。

　　　　　　左尺如芤，便红为咎；

　　　　　　右尺如芤，火炎精漏。

伏　脉

【体象歌】伏为隐伏，更下于沉；
　　　　　推筋著骨，始得其形。

【主病歌】伏脉为阴，受病入深。
　　　　　伏犯左寸，血郁之证；
　　　　　伏居右寸，气郁之疴。
　　　　　左关值伏，肝血在腹；
　　　　　右关值伏，寒凝水谷。
　　　　　左尺伏见，疝瘕可验；
　　　　　右尺伏藏，少火消亡。

疾　脉

【体象歌】疾为急疾，数之至极；

　　　　　七至八至，脉流薄疾。

【主病歌】疾为阳极，阴气欲竭；

　　　　　脉号离经，虚魂将绝；

　　　　　渐进渐疾，且多殒灭。

　　　　　左寸居疾，弗戢自焚；

　　　　　右寸居疾，金被火乘。

　　　　　左关疾也，肝阴已绝；

　　　　　右关疾也，脾阴消竭。

　　　　　左尺疾兮，涸辙难濡；

　　　　　右尺疾兮，赫曦过极。

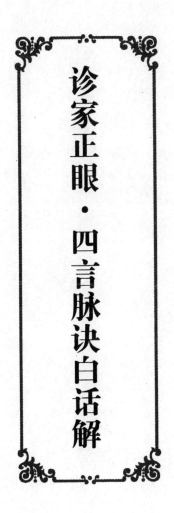

诊家正眼·四言脉诀白话解

浮　脉

一、体象歌

【原文】浮在皮毛，如水漂木；

　　　　举①之有余，按②之不足。

【提要】本段主要描述浮脉的脉体形象特征。

【注释】

①举：诊脉时以轻指力触及皮肤的为举，又叫浮取。元·滑寿《诊家枢要》说："持脉之要有三：曰举、按、寻。轻手循之曰举，重手取之曰按，不轻不重委屈求之曰寻。"

②按：诊脉时以重指力按在肌肉与筋骨之间的为按，又叫沉取。

【白话解】浮脉的脉象位置浅显，在皮毛部

位即可触得，如同漂浮在水面的木头，手指轻轻
地按上，便觉得搏动有力，但重按则感脉力稍减。

【解析】浮脉脉搏位置表浅，外周血管处于
舒张状态，血管弹性阻力降低，血流量增加时呈
现的脉搏形象。健康人和患者均可见到浮脉。如《素
问·玉机真脏论》曰："秋脉者，肺也，西方金也，
万物之所以收成也，故其气来轻虚以浮，来急去散，
故曰浮。"李中梓亦按之曰："浮之为义，如木
之浮水面也。浮脉法天，轻清在上之象，在卦为乾，
在时为秋，在人为肺。……肺金虽沉，然所主者
实阳气也，况处于至高，轻清之用，与乾天合德，
故与浮脉相应耳！"可见，正常人在秋季脉象稍浮。
另外，瘦人因皮下组织较薄，脉搏位置较浅，也
可见到相对较浮的脉象。如《脉说》曰："瘦
人得浮脉，三部皆得，曰肌薄；肥人得之未有
不病者。"

在病理条件下，浮脉的形成，多是由于外邪
袭表，体内卫阳之气奋起抗邪以鼓邪外出，邪正
相争于肌表腠理，故脉位浅显，轻取即得，搏动

有力，举之泛泛有余。因脉气鼓搏于外与邪相争，内里相对势弱故按之稍减，但并非气血亏虚，故按之稍减而不空。此时脉浮系机体抗病能力增强的表现。

二、主病歌

【原文】浮脉为阳，其病在表。

寸①浮伤风，头疼鼻塞；

左关①浮者，风在中焦；

右关浮者，风痰在膈；

尺①脉得之，下焦风客②，

小便不利，大便秘涩③。

【提要】本段主要通过寸、关、尺三部之浮分述浮脉的主病。

【注释】

①寸、关、尺：寸口部位是目前常用的诊脉部位，即腕后桡动脉搏动处。寸口分寸、关、尺三部，以腕后高骨（桡骨茎突）内侧为关部，关前一指

为寸部，关后一指为尺部，两手共六部脉。

②风客：风，指风邪；客，在此有来犯之意。风客指风邪侵入人体某部位。

③秘涩：秘，通"闭"；涩，不光滑。大便秘涩，是指大便不通畅，干结。

【白话解】浮脉一般属阳证，主病在表。如果寸部脉浮，是伤于风邪之证，必见头痛、鼻塞等症；如果左侧的关部脉浮，说明风邪已犯于中焦；右侧的关部脉浮，是风痰犯于胸膈之上；如果尺部见浮脉，则表明风邪已侵入人体下焦，必见小便不畅、大便秘结涩滞。

【解析】古代医家在长期的临床实践中发现，浮脉最常见于外邪侵犯人体邪在肌表的阶段，但浮脉并非单主表证，在某些情况下病邪已影响到脏腑的功能，仍可见到浮脉，应结合临床症状及浮脉的出现部位来分析辨证。由于寸口脉的寸、关、尺三部，可分别反映上、中、下三焦不同脏腑的状况，所以不同部位出现的浮脉意义也就不同。如寸部可候上焦，所以风邪伤于肌表肺卫常见浮脉；关部可候中焦脾胃、肝胆，因左关主肝胆，所以左关脉浮说明风邪已影响到肝胆；右关主脾胃，右关脉浮说明风邪与脾胃痰湿相结合影响到胸膈部位；尺部主肾与命门，尺部见浮脉说明风邪已影响到肾，肾司二便，故小便不畅，大便秘涩。此外，李中梓特别指出："寸关尺俱浮，直上直下，或癫或痫，腰背强痛，不可俯仰，此督脉为病也。"临证亦不可不查。

三、兼脉歌

【原文】无力表虚，有力表实。

浮紧风寒，浮迟中风；

浮数风热，浮缓风湿；

浮芤①失血，浮短气病；

浮洪虚热，浮虚暑惫；

浮涩血伤，浮濡②气败。

【提要】本段主要论述浮脉有力无力及与其他脉象相兼所主病证的意义。

【注释】

①芤（kōu）：是葱的别名，常用于形容脉象。《本草纲目·菜部一》："芤者，草中有孔也，故字从孔，芤脉象之。"

②濡（rú）：有柔软之意。濡脉，指软弱无力的脉象。

【白话解】如果脉浮而无力，是表虚的征象；浮而有力，属于表实之证。浮与紧脉同时出现，说明是风邪与寒邪相合，犯于人体的肌表；浮与迟脉相兼，多见于中风；脉浮而数，多属风热之证；脉浮而缓慢，表明是风湿之证。浮脉与芤脉同时出现，是失血的征象；浮脉与短脉同时出现，是气分有病的征象；脉浮而洪大，是虚热之象；脉浮而空虚，是暑邪伤人之后气虚疲惫之态；脉浮而不流畅，是血分受伤；脉浮而柔软无力，是人体之气衰败的征象。

【解析】浮脉主表，但有力、无力是表实或表虚的区别要点。当外邪侵袭肌表时，人体气血即趋向于表以御外邪，脉气鼓动于外，故脉象显浮。

如邪盛而正气不虚，则脉浮而有力；如虚人外感或邪盛正虚时，脉多浮而无力。

两种以上的脉象同时出现，称相兼脉，亦称复合脉。相兼脉的主病，多为组成该相兼脉的各单脉主病意义的组合。在此主要论述的是浮脉与其他脉象相兼所主病证的意义。一般而言，外感风寒时，因寒主收引，致血脉拘急，故脉多浮紧；外感风热，热则血流薄疾，故脉多浮数；外感风湿时，因湿性黏滞，易阻气机，故脉来浮缓。浮与迟脉相兼，见于中风的情况尚待推敲。许多医家认为，浮脉不仅主表证，且可主里证，像浮迟、浮芤、浮短、浮洪、浮虚、浮涩、浮濡等相兼脉，就表明病邪已由表及里或以里病为主，如《素问·通评虚实论》曰："帝曰：肠澼下白沫何如？岐伯曰：脉沉者生，脉浮者死。"可见，如果由于伤津失血以致气脱于外或气虚至极不能内守以致阳气浮越，也可见到浮脉，但这种浮脉浮而无根，往往是病情危重的征象，临证应仔细揣摩。

虽然李中梓在兼脉歌诀中提到"浮紧、浮迟、浮数、浮缓、浮芤、浮短、浮洪、浮虚、浮涩、浮濡"八种相兼脉象，但他在按语中指出，这些相兼脉又必须与其他相类脉相鉴别，他说："须知浮而盛大为洪，浮而软大为虚，浮而柔细为濡，浮而无根为散，浮而弦芤为革，浮而中空为芤，毫厘疑似之间，相去便已千里，可不细心体认哉！"

沉　脉

一、体象歌

【原文】沉行筋骨，如水投石，

　　　　按之有余①，举之不足。

【提要】本段主要描述浮脉的脉体形象特征。

【注释】

①有余：有力。

【白话解】诊察沉脉，必须加重手指的力量，直按到筋骨之间才能触摸到搏动，就像投入水中的石子一样，必须摸到水底，方能触到。因此，以重指力按在肌肉与筋骨之间，觉得搏动刚劲有力；但如果手指轻轻地按上，则几乎感觉不到脉的搏动。

【解析】李中梓按曰："沉之为义，如石之沉于水底也。沉脉法地，重浊在下之象，在卦为坎，在时为冬，在人为肾。……夫肾之为脏，配坎应冬，万物蛰藏，阳气下陷，烈为雪霜，故其脉主沉阴而居里。"沉有深沉、下沉、深潜之意，是脉管的搏动靠近筋骨深部所形成的一种脉象。切脉时，轻取不应，中取应指，重按分明；或轻取、中取均不应，重按乃得。沉脉不可全做病脉论，有的正常人也可见到沉脉。如在冬季万物蛰藏之时，阳气下潜，机体的表面血管收缩，所以脉象稍沉。故《素问·玉机真脏论》曰："冬脉者，肾也，北方水也，万物之所以合藏也，故其气来沉以搏。"临床可见两手六脉皆沉细而无临床症状，均可视为平脉而非病脉。另外，胖人因脂肪较厚，脉搏位置较深，切脉时脉象也偏沉。

在病理条件下，沉脉多为里证之主脉。中医学认为，沉脉的形成，可因阳气不足，无力鼓动气血达于体表，或因水液潴留于肌肤之间阳气被郁不能推动血行，或因气血两虚脉道不充，或因邪伏于里，正气被遏所致，可见于气滞、血瘀、食积、痰饮等病证。

近代临床血流动力学的研究认为，心搏出量减少，血压降低，血管内压力减小，血管充盈不足，血流缓慢，故脉象沉伏。

二、主病歌

【原文】沉脉为阴，其病在里。

寸沉短气，胸痛引胁①；

或为痰饮，或水与血。

关主中寒，因而痛结；

或为满闷，吞酸②筋急③。

尺主背痛，亦主腰膝；

阴下④湿痒，淋浊⑤痢泄⑥。

【提要】本段主要通过寸、关、尺三部之沉分述沉脉的主病。

【注释】

①胁：指腋下肋骨所在部位。

②吞酸：中医病证名。症见酸水自胃中上泛至咽喉，随即吞咽而下。

③筋急：即筋脉拘急。

④阴下：阴即外阴，指外生殖器及其附近部位。因其位于人体下部故称阴下。

⑤淋浊：淋证与浊证的合称。淋，通常指小便急迫、频数、疼痛、排泄不畅的病证。浊，一般指小便混浊。

⑥痢泄：即痢疾与泄泻。痢疾为夏秋季节常见的急性肠道疾患，以里急后重、黏液及脓血样大便为特征。泄泻指大便稀薄，甚则水样，次数增多。

【白话解】沉脉与浮脉相对而言属阴，主病在里。如果寸脉沉，可见短气、胸痛牵引胁肋等症，或是由于痰饮停滞，或是由于水气内停，或因于血行瘀阻。关脉沉主中寒之证，因寒凝于中焦故疼痛郁结，或表现为胃脘满闷、吞酸、筋脉拘急。尺脉沉主后背疼痛，亦可出现腰膝寒冷疼痛，或外阴湿痒，小便不畅或混浊，大便脓血或腹泻。

【解析】沉脉多为里证之主脉，但寸、关、尺三部之沉的意义又有所不同。寸部候上焦心、肺，所以寸脉沉反映的主要是心肺的病变。如果肺失宣降，痰饮壅阻于肺，或留滞于胸胁，则气短、胸闷、胸痛或牵引胁肋；心主血脉，若心气不足，血运无力，心脉瘀阻，可见心悸、心前区憋闷疼痛、面色灰暗、口唇青紫等。关部候中焦脾胃，关脉沉主脾胃中寒之证。如寒邪直中于中焦，积久不散，脾胃阳气受损，可致脘腹拘挛、胃脘疼痛胀满、呕吐腹泻等。下焦候肾与命门，肾阳为一身阳气之根本，督脉与肾相通，故尺脉沉主后背疼痛，或腰膝寒冷疼痛；肾司二便，肾阳虚不能化气行水，以致湿浊内停，可致小便不畅或混浊；肾阳虚不能温助脾阳，可致五更泄泻；若湿热下注，可见外阴湿痒，或下利脓血。

三、兼脉歌

【原文】无力里虚，有力里实。

沉迟痼冷[①]，沉数内热；

沉滑痰饮，沉涩[②]血结；

沉弱虚衰，沉牢[③]坚积；

沉紧冷疼，沉缓寒湿。

【提要】本段主要论述沉脉有力、无力及与其他脉象相兼所主病证的意义。

【注释】

①痼冷：指真阳不足，阴寒之邪久伏体内所致的病证，以昼夜恶寒、手足厥冷为主要症状。

②涩：往来艰涩不流利的脉象。

③牢：沉而弦大有力的脉象。

【白话解】

脉沉而无力主里虚之证，脉沉而有力主里实之证。脉沉而迟缓，主真阳不足、阴寒之邪久伏体内所致的痼冷之疾；脉沉而急速，是内热之象；脉沉兼圆滑流利，主痰饮之证；脉沉而不流畅，是瘀血内结之证；脉沉而细小，主脏腑虚衰；脉沉而弦大有力，主内有积滞难以消除；脉沉而紧如绳索，主寒冷疼痛诸疾；脉沉而怠缓，主寒湿内盛。

【解析】沉脉主里证，沉脉的形成受正、邪两方面因素的影响，所以沉脉又有虚实之分。实证之沉多因邪伏于里，正气被遏，气血不得外达；虚证之沉多因正气不足，鼓动血脉无力，气血不得敷布，所以脉沉而有力主里实之证，脉沉而无力主里虚之证。沉迟主里寒，有虚寒与实寒之分；沉数主里热，有虚热与实热之别；沉滑主痰饮内停；沉涩主瘀血内结；沉紧主寒冷痛证；沉缓主寒湿内盛；沉牢多主邪气内盛，积滞难消；唯有沉而极为细小，虚弱无力，欲绝未绝者，是脏腑虚衰之象。《脉理求真》说："沉为痰寒不振，水气内伏，停饮不化，宿食不消，气逆不通，洞泄不闭，故见内沉。若使沉而兼细，则为少气；沉而兼迟，则为痼冷；沉而兼滑，则为宿食；沉而兼伏，则为霍乱绞痛；沉而兼数，则为内热；沉弦而紧，则为心腹疼痛。然总不越有力无力，以为辨别。"所论颇为透彻。

与沉脉相兼的脉象虽有沉迟、沉数、沉滑、

沉涩、沉弱、沉牢、沉紧、沉缓之别，但仍需与弱脉、牢脉、伏脉相鉴别，故李中梓按曰："沉而细软为弱脉，沉而弦劲为牢脉，沉而着骨为伏脉，刚柔浅深之间，宜熟玩而深思也。"

迟　脉

一、体象歌

【原文】迟脉属阴，象为不及，

往来迟慢，三至一息[1]。

【提要】本段主要概述迟脉的性质及脉体形象特征。

【注释】

①一息：一呼一吸为一息，古代用以度量脉搏的次数。

【白话解】迟脉一般属于阴证，脉象的频率比正常脉搏的一息四至要低，脉搏的起落极为缓慢，在一呼一吸之间仅有三次。

【解析】迟，有缓慢之意。迟脉是指脉率较慢，脉频率低于正常，至数在 41 ~ 59 次 / 分、脉率基本规整的脉象。在正常人群中某些训练有素的运动员或体质健壮的青壮年人可见到迟脉，是健康的表示。但迟脉多见于寒证，属病理脉象。人身气血之所以运行不息，通畅无阻，全赖一身阳气特别是心阳的温煦和推动。而寒性凝滞，一旦阴寒之邪侵入经脉，损遏阳气，致气血凝滞而行缓；或阳气虚衰，推动无力，致血运不畅而迟缓。故《素问·举痛论》说："寒气入经而稽迟，泣而不行。"《难经·九难》说："迟则为寒。"李中梓说："迟之为义，迟滞而不能中和也。脉以一息四至为平，若一息三至，则迟而不及也。阴性多滞，故阴寒之证，脉必见迟也。……脉之至数愈迟，则证之阴寒益甚矣。"

二、主病歌

【原文】迟脉主脏，其病为寒。

寸迟上寒，心痛停凝。

　　关迟中寒，癥①结挛筋②。

　　尺迟火衰，溲便不禁；

　　或病腰足，疝③痛牵阴。

　　【提要】本段主要通过寸、关、尺三部之迟论述迟脉的主病。

　　【注释】

　　①癥：癥积，腹内肿块，固定不移，属血分病变。

　　②挛筋：指筋脉拘挛。

　　③疝：病名，包括多种病证。此应指生殖器、睾丸、阴囊的部分病证。

　　【白话解】迟脉的出现，一般见于五脏的病变，其病的性质多属寒证。寸脉迟多是寒邪结聚在上焦部位，血行凝滞故心胸疼痛；关脉迟是寒邪凝滞于中焦，出现癥积、筋挛等症；尺脉迟属肾阳虚命门火衰，故小便与大便失禁，或腰足重痛，或疝痛牵引阴部。

　　【解析】迟脉的临床意义随其性质而不同。生理性迟脉是健康的表示，而病理性迟脉多见于

寒证与虚证。寒主凝滞，可致血行迟缓。迟脉多
由于脏腑阳气不足，或见于阴寒内盛之证。寸主
上焦，五脏中心肺位于上焦，寒邪中肺或心阳虚
寒凝胸中，可见胸闷心痛，甚则绞痛、面色发灰、
冷汗淋漓等，所以迟脉如果发生于各种心肌病变
时，多具有重要的临床意义，如急性心肌梗死时
出现迟脉，多表示预后不良。如果寒邪直中于中
焦，可致气机不畅，血行阻痹不通，水液代谢障
碍，可见腹部肿块癥积结聚，并见肢体筋脉挛急，
此时脉当是迟而有力；若脾阳久虚、阴寒内盛，
腹部畏寒喜暖，大便稀软溏泻，脉当是迟而无力。
肾阳虚命门火衰，温煦气化失常，则小便遗溺，
大便水泻甚则失禁，阳虚阴盛或伴腰足重痛，或
睾丸疝痛牵引阴部。

三、兼脉歌

【原文】有力积冷[①]，无力虚寒。
　　　　浮迟表冷，沉迟里寒；

迟涩②血少，迟缓湿寒；

迟滑胀满，迟微难安。

【提要】本段主要论述迟脉有力、无力及与其他脉象相兼所主病证的意义。

【注释】

①积冷：寒冷邪气积于体内病理状态的简称。

②涩：指涩脉，脉搏往来应指不流利的一种脉象。

【白话解】脉迟而有力主实寒积滞，迟而无力为虚寒之象。如果是脉迟而浮多主表寒证，脉迟而沉多主里寒证。脉迟而不流畅，为寒凝血少；脉迟而缓慢，主湿滞寒凝；脉迟而应指圆滑，主胃脘胀满；脉迟而微弱无力，若有若无，则为危重难安之象。

【解析】迟脉主寒证，但迟脉又有虚、实、表、里之分。如因寒冷邪气积聚于体内，脉必迟而有力；如因脏腑阳气不足，推动血行无力，脉必迟而无力。寒邪在表，与卫阳交争，故迟而兼浮；寒邪在里，阳气被遏，故迟而兼沉。迟脉又常与涩、缓、滑、微同见。如迟而兼涩，主寒邪凝滞血瘀行少；迟而兼缓，主寒湿内停；迟而兼滑，主痰食积滞，胃脘胀满；脉迟而见微象，往往是气血虚衰或阳衰已极之征。

临证辨别迟脉的相兼脉，李中梓还特别强调应与相类脉如涩脉、结脉、虚脉、缓脉相鉴别："迟而不流利，则为涩脉。迟而有歇止，则为结脉。迟而浮大且软，则为虚脉。至于缓脉，绝不相类。夫缓以脉形之宽缓得名，迟以至数之不及为义，故缓脉四至，宽缓和平，迟脉三至，迟滞不前。"

值得注意的是，迟脉不仅见于寒证，也可见于热证。如邪热结聚，阻滞经隧，此时脉搏应指迟而有力，伴腹满便秘、发热等实热证，《伤寒论》阳明腑实证即属此类。所以，迟脉不可一概以寒证论。

数　脉

一、体象歌

【原文】数脉属阳，象为太过；

　　　　一息六至，往来越度^①。

【提要】本段主要概述数脉的性质及脉体形象特征。

【注释】

①越度：超越了正常的限度。

【白话解】数脉一般属于阳证，脉象的频率与正常脉搏的一息四至相比显得过快，在一呼一吸之间达到六次，脉搏往来的速度超过了正常的限度。

【解析】数，有快速、急速之意，数脉是指

脉搏速度快于正常，至数在 90 次 / 分以上的、脉率基本规整的脉象。小儿脉象多数，三岁以下一息八至为平脉，三岁至五岁一息七至为平脉，五岁以上者一息六七至为平脉，十五岁则与成人基本相同。数脉还可在一些生理情况下出现，如进餐、饮酒、吸烟、喝浓茶、喝咖啡或运动、体力劳动及情绪激动时。一些药物性因素，也可导致数脉出现。在病理条件下，数脉多见于热证。血液得热则行，故当热邪亢盛之时，推动血行加速，而见急速之象。

二、主病歌

【原文】数脉主腑，其病为热。

寸数喘咳，口疮肺痈①。

关数胃热，邪火上攻。

尺数相火②，遗浊③淋癃④。

【提要】本段主要通过寸、关、尺三部之数论述数脉的主病。

【注释】

①肺痈：肺部发生痈疡而咳吐脓血的病证。

②相火：与"君火"相对而言。一般认为，肝、肾均内寄相火，而相火的根源主要发自命门。

③遗浊：遗精。指尿道口常流少量米泔样或糊状浊物，一般称为精浊。

④淋癃：淋，小便淋漓不畅；癃，小便排出困难，点滴而下为癃。

【白话解】数脉的出现，多见于六腑的病变，病变的性质多属热证。寸脉数多是热邪犯于上焦部位，导致咳嗽、喘息、口疮，甚至肺部发生痈疡而咳吐脓血的病证。关脉数是热邪结于中焦胃腑，胃中邪火上攻所致。数脉见于尺部属肝肾相火内旺，故见遗精、小便不利。

【解析】数脉在临床上主要是主热证，多因实热内盛或外感病邪热亢盛，气血受邪热鼓动而运行加速，且热势越高脉搏越快。多数情况下寸、关、尺三部同时出现数脉，而此处分别论述寸、关、尺三部之数，是强调上、中、下三焦不同热证的意义。言寸脉数多属心肺病变，如肺热壅盛、气逆于上所致的咳嗽、喘息，邪毒蕴肺、化而成脓，咳吐脓血或腥臭黏痰的肺痈；而心火上炎多致口舌生疮。言关脉数多为阳明燥土，胃火上冲之证。以上两者均为实火实热，脉多数而有力。唯有尺脉之数属阴虚火旺，脉象多见细数无力，如肝肾阴虚，虚火内旺，扰动精室，灼伤津液，可见遗精、小便不利。故有"暴数者多外邪，久数者必虚损"之说。临床辨别虚实，一般不以数脉出现的部位，而是以有力、无力予以区分。

三、兼脉歌

【原文】有力实火，无力虚火。

浮数表热，沉数里热；

阳数君火①，阴数相火②；

右数火亢，左数阴戕③。

【提要】本段主要论述数脉有力、无力及与其他脉象相兼所主病证的意义。

【注释】

①君火：指心火。因"心为君主之官"，故名。

②相火：见前"数脉"主病歌注释。

③阴戕（qiāng）：戕，杀害，损害；阴戕，阴液受到损害。

【白话解】脉数而有力为实热、实火之象，数而无力为虚热、虚火之征。如果是脉数而浮多主表热证，脉数而沉多主里热证。阳盛见数脉是心火亢盛，阴虚见数脉是肝肾相火内动；如果右手脉数，多属火热邪气亢盛，如果左手脉数，多为阴液受到损害。

【解析】数脉为热证之主脉，然热证有表、里、虚、实之不同。表热与里热，主要以浮、沉鉴别；虚热与实热，可以有力、无力区分。实热证见数脉，因邪热内盛，正气不衰，正邪激争，故脉数而有力；虚热证见数脉，因阴虚火旺，虽也属热迫血行，但脉数而无力。

临证辨别数脉的相兼脉，李中梓强调应熟读深思，与相类脉如紧脉、滑脉、促脉、疾脉相鉴别："数而弦急，则为紧脉。数而流利，则为滑脉。数而有止，则为促脉。数而过极，则为疾脉。数如豆粒，则为动脉。古人云：脉书不厌千回读，熟读深思理自知。只如相类之脉，非深思不能辨别，非熟读不能谙识也。"

滑　脉

一、体象歌

【原文】滑脉替替[1]，往来流利，

盘珠[2]之形，荷露[3]之义。

【提要】本段主要概述滑脉的脉体形象特征。

【注释】

①替替：形声词，在此形容脉来持续不断的样子。

②盘珠：盘，圆盘；珠，珠子。盘珠，盘子上滚动的珠子，在此形容滑脉圆滑流利的样子。

③荷露：荷，荷叶；露，露水珠。荷露，荷叶上的露水珠，在此也是用以形容滑脉的形象。

【白话解】滑脉形象圆滑，持续不断地、极

为流利地往来搏动，像盘子上滚动的珠子，像荷叶上饱满的露珠。

【解析】滑脉的名称最早见于《黄帝内经》，书中描述了滑脉的形象，《素问·大奇论》说："脉至如丸滑不直手，不直手者，按之不可得。"形容滑脉脉象如丸滑，圆活流利。此后历代医家用多种比喻形容滑脉的形象，《诊家正眼》比喻的"盘珠"与"露珠"比较具有代表性。"盘珠"是用盘子上滚动的珠子形容指下脉搏圆滑流利的感觉；"露珠"是用荷叶上的露水珠形容滑脉圆滑饱满的形象。滑脉的基本特征为脉搏来去流利通滑。李中梓认为其机理："阴气有余，故脉来流利如水。夫脉者，血之府也。血盛则脉滑。"健康无病的常人，特别是青壮年人，因气血冲盛，脉气鼓动有力，脉道满盈畅利，可见滑利和缓脉象，故张景岳在《景岳全书·脉神》中说："若平人脉滑而冲和，此是荣卫充实之佳兆。"而育龄妇人脉滑而停经，则多为妊娠之象。滑脉的形成是由于血脉畅通时血管弹性好，内膜壁柔滑，外周阻力较低，或血液黏稠度低，致使血液流动速度加快，血管舒张迅速，脉搏起落快速的状态。

在病理情况下，滑脉多主阳热内盛或痰湿、食滞诸疾。痰湿留聚、饮食积滞，邪气充斥脉道，鼓动脉气，故脉见圆滑流利；若阳热内盛，火热之邪波及血分，血行加速，则脉来亦滑，但多兼数。

二、主病歌

【原文】滑脉为阳，多主痰涎，

寸滑咳嗽，胸满吐逆；

关滑胃热，壅气伤食①；

尺滑病淋，或为痢积②，

男子溺血③，妇人经郁④。

【提要】本段主要概括滑脉的性质、主病及寸、关、尺三部之滑的意义。

【注释】

①伤食：或称"宿食""食积"，多指暴饮暴

食等原因引起脾胃运化失常、食物停积胃肠的消化不良性病证。

②痢积：痢，痢疾；积，饮食积滞。

③溺血：即"尿血"，是指小便中混有血液或血块，但无明显疼痛。临床分虚证和实证。

④经郁：月经郁结不行。

【白话解】滑脉的性质属阳，一般见于痰涎内盛等病证。寸脉滑多是痰浊壅肺，导致咳嗽、胸部满闷，气逆痰多；关脉滑是胃中积热，气机壅滞，饮食所伤；尺脉滑可见于淋病、痢疾、积滞，或男子尿血，或女子月经郁结不行。

【解析】滑脉属阳，多因阳热偏盛，机能亢进，脉气鼓动力强，脉道满盈，所以脉来流利圆滑且数。痰饮、宿食、水湿等见滑脉，往往因实邪亢盛，正气与之相搏，加之痰饮等阴液有质之物，以致脉道满盈，故血行滑利，如盘走珠。如上焦痰浊或痰热壅肺，以致咳嗽、气喘、痰鸣，每见滑脉；凡宿食停滞于中焦脾胃，或食积化热，症见嗳气、腹胀、苔厚、便结者，多见滑数有力之脉；或湿热注于下焦，症见热淋、带证，或下利脓血、尿血，或女子血瘀于肝经，均可见滑脉。

三、兼脉歌

【原文】浮滑风痰，沉滑痰食；

滑数痰火，滑短气塞；

滑而浮大，尿则阴①痛；

滑而浮散，中风瘫痪；

滑而冲和，娠孕可决。

【提要】本段主要论述滑脉与其他脉象相兼所主病证的意义。

【注释】

①阴：指外阴部位。

【白话解】脉滑而兼浮，为风痰阻络；脉滑而兼沉，属痰食阻滞；脉滑而数，是痰火内盛；脉滑而短，是气极闭塞；脉滑而浮大，排尿则阴部疼痛；脉滑而浮散无根，是中风瘫痪的先兆；脉滑而冲和，可作为受孕的依据。

【解析】滑脉具有重要的临床价值，所主病证多为阳证、实证，但滑脉与其他脉象同时出现又有不同的主病意义。如浮脉多见于外邪特别是风邪侵犯人体，滑脉多主痰饮，故脉浮滑主风痰阻于脉络。沉脉主里，滑脉多主痰饮食滞，故沉滑多见于痰饮或饮食积滞于体内，阻滞气血运行。数主火、主热，滑主痰、主食，故滑数脉多是痰火或食火之象。若里热炽盛，鼓动血行，外达于表，外周血管阻力降低，则脉位浮且滑而大；邪热下传于小肠之经，则常见尿热而疼痛。脉滑而浮散无根，是虚阳上越、中风瘫痪的先兆。妊娠脉滑是一种生理性的反应变化，但脉滑而冲和。因雌激素的作用，可使血容量增加，且可使子宫和胎盘后动脉与静脉之间形成短路，降低外周血管阻力，致使血流加快、滑利，故滑脉可作为受孕的依据。

涩　脉

一、体象歌

【原文】涩脉蹇①滞，如刀刮竹；

迟细而短，三象②俱足。

【提要】本段主要概述涩脉的脉体形象特征。

【注释】

①蹇：迟钝，不顺利。

②三象：指涩脉可显现既迟又细且短三种征象。

【白话解】涩脉的形象，往来迟滞，极不流利，就像"轻刀刮竹"的感觉，且迟、细、短三种征象并见。

【解析】涩脉在《素问·脉要精微论》中写作"濇"，王冰注曰："濇者，往来时不利而涩滞也。"古代医家在形容涩脉时有多种比喻,如"轻刀刮竹""如雨沾沙""病蚕食叶"等,其中,用"轻刀刮竹"形容脉来涩滞不前的样子最为贴切,在现代中医学教材中也如是描述。因此,涩脉的典型征象是:往来艰难,迟滞,极不流利。至于涩脉是否"迟细而短,三象俱足"则应结合临床实际具体分析。《脉理学》曰:"涩脉虽以形势之重滞不灵为主,不系乎至数之迟缓,究竟往来既涩,其势必迟,所以叔和直谓之迟,其旨可于言外得之。"也就是说,涩脉之迟,主要是指脉搏的起落形态而言,而不应作至数之迟来理解。至于细与短,是说涩脉的脉象特点,除涩滞不畅外,还可呈现脉形较细,脉力大小不均的特点。经现代临床与动物实验研究表明,涩脉是一种血液黏滞性较大,血流速度缓慢,脉搏起伏徐缓时的脉象形态。

二、主病歌

【原文】涩为血少,亦主精伤。

寸涩心痛，或为怔忡①。

关涩阴虚，因而中热；

右关土虚②，左关胁胀。

尺涩遗淋③，血利可决；

孕为胎病，无孕血竭。

【提要】本段主要概括涩脉的主病及寸、关、尺三部之涩的意义。

【注释】

①怔忡：是指病人心中悸动不安，甚则不能自主的一种自觉病证。

②土虚：脾胃合为中土，故此指脾胃虚弱。

③遗淋：遗，遗泄，指遗精；淋，淋证，指尿频、尿急、排尿障碍的病证。

【白话解】造成涩脉的主要原因，是由于营血亏少，或因肾精耗伤。寸脉涩多见于心痛或怔忡病证。关脉涩多属阴虚，阴虚阳亢而内热中生；右手关脉涩是脾胃虚弱之象，左手关脉涩多见胸胁胀满。尺脉涩多见于男子精冷遗泄、小便淋沥，血脉通利则病愈。女子怀孕见涩脉为胎病，无孕见涩脉主精血枯竭。

【解析】万物液少枯槁则必干涩，血脉之理同此。《脉诀启悟》曰："良由津血亏少，不能濡润经络，所以涩涩不调。"若津亏血少，则不能濡养充盈于经脉；精血同源，相互化生，精伤亦致血少，血少则脉道失充，故血少精伤则必致血液亏耗而流行不畅。所以说，造成涩脉的主要原因，是由于营血亏少，或肾精耗伤。但涩脉的主病，除血少精亏之虚证外，还可见于气滞血瘀、癥瘕积聚、痰食胶固等实证。《脉学辑要》说："今验不啻食痰为然，又有七情郁结，及疝瘕癖气，滞阻隧道而脉涩者，宜甄别脉力之有无，以定其虚实耳。"即言气滞不畅，阻遏血行，或痰食阻滞，气血不行，均可导致脉行艰涩。左寸主心，如寒凝血瘀，心脉不利，则心痛如刺，或心悸怔忡，则见寸脉涩滞；左关主肝，如肝郁气滞，阻滞经脉，以致胸胁不利，胀满疼痛，可见左关脉涩。若肝气乘犯脾土，以致脾胃虚弱，则右关脉涩。尺脉主肾，故尺涩见于男子精冷遗泄、小便淋沥，属疝瘕癖气阻滞于下焦，需温通血脉则病愈。女子以血为用，怀孕见涩脉为胎中气血欠和，无孕见涩脉主精血枯竭。故李中梓说:"肾之为脏，专司精血，故左尺见之，为虚残之候。不问男妇，凡尺中沉涩者，必艰于嗣，正血少精伤之证也。如怀子而得涩脉，则血不足以养胎。如无孕而得涩脉，将有阴衰髓竭之忧。"

三、兼脉歌

【原文】涩而坚大，为有实热；

涩而虚软，虚火①炎灼。

【提要】本段主要论述涩脉与其他脉象相兼所主病证的意义。

【注释】

①虚火:指阴虚或血虚不能制约或涵养阳气，致使阳相对亢盛的内热、内火。

【白话解】如脉涩且脉体大而有力，多为实

热亢盛之象；如脉涩且软弱无力，则为虚热虚火之证。

【解析】鉴别涩脉主病的虚实，主要以其有力、无力来判断。脉涩而有力，多主实证；脉涩而无力，多主虚证。但辨别实热或虚热，还应有其他症状作为佐证。具体而言，即使见有涩而有力的脉象，也不能断定是实热证；同样，仅凭涩而无力的脉象，亦不可诊为虚热证。

虚　脉

一、体象歌

【原文】虚合四形①，浮大迟软；

　　　　及乎寻按，几不可见。

【提要】本段主要概述虚脉的脉体形象特征。

【注释】

①四形：四种脉的形态，指下句的浮、大、迟、软而言。

【白话解】虚脉的形象综合了浮、大、迟、软四种形态，稍加重按，便觉虚软无力，甚至有一种空虚的感觉。

【解析】脉搏力量的大小，以阳气为动力，以阴血为基础，阳虚气虚不足无力推动血行，搏击力弱故脉来无力；气虚不敛则脉管松弛，故按之空虚；阴虚血虚不足以充其脉，均可使脉细虚软无力。

二、主病歌

【原文】虚主血虚，又主伤暑①。

左寸心亏，惊悸怔忡②；

右寸肺亏，自汗③气怯④。

左关肝伤，血不营筋；

右关脾寒，食不消化。

左尺水衰，腰膝痿痹⑤；

右尺火衰，寒证蜂起。

【提要】本段主要概括虚脉的主病及寸、关、尺三部之虚的意义。

【注释】

①伤暑：指夏季伤于暑邪，出现多汗、身热、心烦口渴、四肢疲乏、小便赤涩等"阳暑"证候。

②惊悸怔忡：惊悸、怔忡均是病人心中悸

动不安，甚则不能自主的一种自觉病证。惊悸
为偶发，证较轻浅；怔忡为常发，证也较深重。

③自汗：经常汗出，活动后更甚者，常伴有
神疲乏力等症，多见于气虚、阳虚证。

④气怯：怯，虚弱或惊慌之意。指胆气不足，
心慌易惊或中气虚弱短气、倦怠、言语无力等症。

⑤痿痹：痿指痿证，是肢体筋脉弛缓，软弱
无力，甚至肌肉萎缩的一种病证；痹指痹证，是
风寒湿邪阻闭经络气血所致的病证。

【白话解】虚脉多主血虚，伤暑证也可见到
虚脉。左寸脉虚，主心亏血少的惊悸怔忡；右寸
脉虚，主肺气亏损，故自汗短气、倦怠无力。左
关脉虚，主肝血耗伤，不能滋养筋脉；右关脉虚，
主脾阳虚寒从中生，故饮食消化不良。左尺脉虚，
为肾阴虚衰，故腰膝痿软无力或疼痛重着；右尺
脉虚，主命门火衰，故可引起各种虚寒病证。

【解析】虚脉主虚证，气、血、阴、阳之虚
均可见到虚脉，即无力之脉，而不同脏腑之虚又
可反映于寸、关、尺不同的部位。一般而言，气

虚之脉以无力为主，阳虚之脉多迟而无力，阴虚之脉多细数而无力，血虚之脉多细小而无力。结合脏腑而言，心血虚不能营养心神，故见病人心中悸动不安，不能自主；肝血虚不能滋养筋脉，常见肢麻震颤；脾阳虚运化失职，故饮食不化；肾阴虚，腰膝失养，故酸软疼痛；肾阳虚致命门火衰，不能温煦全身脏腑经络，故各种虚寒病证蜂起。

编者按：据考证，《诊家正眼》现存各种刻本，在虚脉及其后的多种脉象内容中，缺少"兼脉"歌诀部分。但李中梓在虚脉按语中提到："夫虚脉兼迟，迟为寒象，大凡证之虚极者必夹寒，理势然也。"他还把虚脉与浮脉、散脉、濡脉、芤脉进行了鉴别："浮以有力得名，虚以无力取象。……夫虚脉按之虽软，犹可见也。散脉按之绝无，不可见也。虚之异于濡者，虚则迟大而无力，濡则细小而无力也。虚之异于芤者，虚则愈按而愈软，芤则重按而仍见也。"临证可资参考。

实　脉

一、体象歌

【原文】实脉有力，长大而坚；

应指愊愊①，三候②皆然。

【提要】本段主要概述实脉的脉体形象特征。

【注释】

①愊愊：愊（bì），通幅。幅，宽。愊愊，指脉来宽大而长的样子。

②三候：指浮、中、沉三候。

【白话解】实脉的形象是脉来充盛有力，脉体宽大而长，所以应指的幅度很宽，寸、关、尺三部脉皆有力，浮、中、沉三候都一样。

【解析】实脉的形态，从浮部轻取到重按沉

取，均为脉大且长，搏动坚实有力。此因邪气亢
盛而正气未虚，正邪相搏，气血壅盛，脉道内充
盈度较高，脉管呈紧张状态，故脉搏搏动有力。

二、主病歌

【原文】血实脉实，火热壅结。

　　　　左寸心劳，舌强气涌；

　　　　右寸肺病，呕逆咽疼。

　　　　左关见实，肝火胁痛；

　　　　右关见实，中满①气疼。

　　　　左尺见之，便闭腹疼；

　　　　右尺见之，相火②亢逆。

【提要】本段主要概括实脉的主病及寸、关、
尺三部之实的意义。

【注释】

①中满：脘腹满闷不舒。

②相火：一般认为指肝、肾之火。见"数脉"
注释。

【白话解】血脉实滞而见实脉，多因火热邪气壅结于内。左寸脉实是劳心所致，故见舌体强硬，痰气上涌；右寸脉实病位在肺，故呕逆而咽喉疼痛。左关见实脉，为肝火亢盛，故胸胁疼痛；右关见实脉，则脘腹满闷胀气疼痛。左尺见实脉，则大便闭结腹中疼痛；右尺见实脉，是相火旺盛亢逆于上。

【解析】在生理状态下，身体健壮的青壮年人由于气血盈盛，脉气鼓动有力，可见两手三部脉举按皆有力，但必兼和缓之象，称为六阳脉。在病理情况下，由于邪气壅盛，脉道结满，且正气未虚，抗邪有力，正邪相搏，故脉搏有力但不柔和，因此云血实脉实。实邪阻滞于不同的脏腑，又可分别显现于寸、关、尺三部，故寸、关、尺三部不同的实象，可主不同的病证。李中梓曰："实之为义，邪气盛满，坚劲有余之象也。既大矣而且兼长，既长大矣而且有力，既长大有力矣，而且浮中沉三候皆然，则诸阳之象，莫不毕备焉。"若为久病虚证见实脉，则是脉证相反的反常脉象。

久病之人，正气虚衰，脉当虚弱，若反见实脉，邪盛正虚，多为难治。

三、兼脉歌

【原文】实而且紧，寒积稽留①；

实而且滑，痰凝为祟②。

【提要】本段主要论述实脉与其他脉象相兼所主病证的意义。

【注释】

①稽留：停留。

②祟：迷信说法，指鬼神带给人的灾祸，此指引起病变。

【白话解】脉搏强劲有力且形象紧急，如牵绳转索，是寒邪停留体内的征象。脉搏强劲有力之中带有圆滑之象，是由于痰浊凝滞所致。

【解析】实脉的产生的机理，是邪气亢盛而正气未虚，正邪相搏，气血壅盛，脉道充满所致。寒主收引，寒邪侵犯人体，可致脉道紧束而拘急，故实而且紧的脉象，是实寒积滞于体内之象。实脉当中，兼见往来滑利，应指圆滑之象，是痰饮凝滞，气实血涌，鼓动脉气所致。内有邪热积聚，亦可见实脉。故李中梓说："见此脉者，必有大邪大热，大积大聚，故王叔和《脉经》云：实脉浮沉皆得，脉大而长微弦，应指愊愊然。又曰：血实脉实。又曰：脉实者，水谷为病。又曰：气来实强，是谓太过。"

关于实脉与紧脉的异同，李中梓说："夫紧脉之与实脉，虽相类而实相悬；盖紧脉弦急如切绳，而左右弹人手，实脉则且大且长，三候皆有力也。紧脉者热为寒束，故其象绷急而不宽舒，实脉者邪为火迫，故其象坚满而不和柔；以症合之，以理察之，便昭然于心目之间，而不可混淆矣。"

长　脉

一、体象歌

【原文】长脉迢迢[1]，首尾俱端[2]；

直上直下，如循长竿。

【提要】本段主要概述长脉的脉体形象特征。

【注释】

①迢迢：长远之意。

②首尾俱端：端，指东西的一头；首尾，指寸口脉的首尾。首尾俱端的意思是长脉的脉体长达寸口脉的两端。

【白话解】长脉的形象是脉体应指较长，长达寸口脉的首尾两端；脉搏直上直下，就像抚摸一条长竿一样。

【解析】长脉的形态，是脉动应指范围达到寸口脉的首尾两端。如果是健康人见到长脉，是气血旺盛，精气满盛，脉气有余之象，脉虽长而柔和；若脉搏硬直，如按长竿，毫无柔和之象，则属病脉，多由邪气盛实，正气不衰，邪正搏击所致。李中梓曰："长之为义，首尾相称，往来端直也。在时为春，在卦为震，在人为肝。……故知长而和缓，即合春生之气，而为健旺之征；长而硬满，即属火亢之形，而为疾病之应也。"

二、主病歌

【原文】长主有余，气逆火盛。

左寸见长，君火①为病；

右寸见长，满逆为定。

左关见长，木实之殃；

右关见长，土郁②胀闷。

左尺见之，奔豚③冲克；

右尺见长，相火④专令。

【提要】本段主要概括长脉的主病及寸、关、尺三部长脉的意义。

【注释】

①君火：指心火。见"数脉"注释。

②土郁：土，指脾；土郁，是脾气壅滞。

③奔豚：古病名。豚，即小猪。病发有气从下腹上冲胸部，直达咽喉，有如小猪奔闯，故名。

④相火：一般认为指肝、肾之火。见"数脉"注释。

【白话解】长脉主有余之证，多为气机上逆，火热亢盛。左寸部出现长脉，是心火为病；右寸部出现长脉，一定有胀满气逆之症。左关部出现长脉，是肝脏的实证所致；右关部出现长脉，是脾气壅滞以致脘腹胀闷。左尺部出现长脉，可见奔豚气上冲惊悸而作；右尺部出现长脉，是肝、肾虚火为病。

【解析】长脉主病，以邪气亢盛为主，多为阳证、实证、热证，气机上逆，火热亢盛。而寸、关、尺三部不同的长脉，又主不同的病证。左寸主心，故左寸部出现长脉，是心火亢盛之象；右寸主肺，右寸部出现长脉，是邪气壅阻于肺，肺气失于宣降，故胸部满闷，咳喘气逆。左关是肝脉，左关部出现长脉，是肝气郁结或肝火亢盛之实证之象；右关主脾胃，右关部出现长脉，是脾胃之气壅滞，运化失司，故脘腹胀闷。左尺候肾，左尺部出现长脉较为罕见，往往是肾脏寒气上冲，发为奔豚之气；右尺候命门，右尺部出现长脉，是肝、肾阴虚，相火内动，因相火源自于命门。

短　脉

一、体象歌

【原文】短脉涩小，首尾俱俯[1]，

　　　　中间突起，不能满部。

【提要】本段主要概述短脉的脉体形象特征。

【注释】

①俯：本来是低的意思，在此有短缩之意。

【白话解】短脉的形象是脉来迟滞细小，首尾短缩，这样就显得中间突起，不能满及寸、关、尺三部。

【解析】《医学心悟》曰："短，不及本位也。"《四海同春》更进一步解释说："短谓短缩于长脉之两头。"也就是说，短脉的特征是首尾

俱短，常只显于关部。那么短脉的辨认，应于寸
部和尺部进行，若两部均不能触及，只在关部应
指较明显则为短脉。

二、主病歌

【原文】短主不及，为气虚证。

短居左寸，心神不定；

短见右寸，肺虚头痛。

短在左关，肝气有伤；

短在右关，膈间为殃。

左尺短时，少腹必疼；

右尺短时，真火①不隆。

【提要】本段主要概括短脉的主病及寸、关、
尺三部短脉的意义。

【注释】

①真火：指肾阳。

【白话解】短脉主虚损不足之病，多阳气虚
衰为主。如果是左寸脉短，多见心神不定；右寸

脉短，常见于肺虚引起的头痛。左关脉短，是肝气受伤；右关脉短，是胸膈之间病变为患。左尺脉短，必然出现少腹疼痛；右尺脉短，多是肾阳虚衰失于温煦。

【解析】李中梓说："《内经》曰：短则气病。盖以气属阳，主乎充沛，若短脉独见，气衰之确兆也。"故短脉多因于气虚。血脉的搏动，以阳气的鼓搏为动力，若阳气虚衰，特别是心气亏虚，无力推动血行，则气血不仅难以达于四末，亦不能充盈脉道，致使寸口脉短小无力。然短脉亦可见于气郁实证，若气滞血瘀或痰凝食积，致使气机阻滞，脉气不得伸展，也可出现短脉，但必短而有力。临证短脉显现于寸、关、尺三部，总以气虚、阳虚最为常见。如因心阳虚致心神不定，常见左寸脉短；肺气虚导致头痛，常见右寸脉短。若是肝气受损，疏泄不及，可见左关脉短。若肾阳虚衰，温煦失职，则右尺脉短。当然也有因精伤血少，胞宫失养而见脉短者，如左尺脉短，少腹疼痛。

洪　脉

一、体象歌

【原文】洪脉极大，状如洪水；

来盛去衰，滔滔①满指。

【提要】本段主要概述洪脉的脉体形象特征。

【注释】

①滔滔：充满之意，形容脉形粗大。

【白话解】洪脉的形象极大，就像滔滔的洪水一般；脉势汹涌有力，来势盛大，去势稍减衰，指下感觉粗大满指。

【解析】《脉经》曰："洪脉，极大在指下。"《脉语》曰："洪，犹洪水之洪，脉来大而鼓也。……如江河之大，若无波涛汹涌，不得谓之洪。"可见洪脉的形象，是应指浮大而有力，滔滔满指，呈波涛汹涌之势。脉搏来时显得势极充盛，而去时盛势减缓，但也要较长时间才能消逝，故云"来盛去衰"，亦有云"来大去长"。一般是由实热等病因导致脉管内血流量增加，脉压增大，血流速度增快，循环动力亢进，以致脉管形体增宽，脉搏有力，脉形急速升起，所以脉来具有浮、大、强的特点，形如汹涌的波涛；但由于外周血管阻力降低，脉又如落下之波涛，较来时势力减缓，故又很快降下，所以说洪脉形大满指，来盛去衰。

二、主病歌

【原文】洪为盛满，气壅火亢。

左寸洪大，心烦舌破；

右寸洪大，胸满气逆。

左关见洪，肝木太过；

右关见洪，脾土胀热。

左尺洪兮，水①枯便难；

右尺洪兮，龙火②燔灼。

【提要】本段主要概括洪脉的主病及寸、关、尺三部脉洪的意义。

【注释】

①水：指肾阴。

②龙火：指肝、肾之虚火。

【白话解】洪脉是盛满之象，多由邪气壅盛、火热之邪亢奋所致。如左寸脉洪大，多见心烦、口舌生疮；右寸脉洪大，多见胸部满闷、气喘上逆。若左关出现洪脉，是肝气过旺之象；右关出现洪脉，属脾胃之气壅滞，脘腹胀满灼热。左尺脉洪，是肾阴枯竭，不能濡润肠道，故大便艰难；右尺脉洪，肝肾阴亏，虚火燔灼之象。

【解析】实证发热，特别是外感病中期阳明热盛之证，是形成洪脉的重要因素。当邪热壅遏体内，或外邪特别是暑热邪气侵犯人体，机体产生抵御病邪的防御性反应，此时正邪剧烈相争，气血沸腾，气盛血涌，内热充斥，脉道扩张，故脉见盛满之象。如洪脉见于寸、关部位，就多主实证、热证。故心经热盛、心烦、口舌生疮，可见左寸脉洪大；肺热壅盛，胸部满闷，咳喘气逆，可见右寸脉洪大。肝经火旺，燔灼炎上，可见左关脉洪；脾胃之气壅滞，胃火上壅，脘腹胀满灼热，可见右关脉洪。若发热性疾病脉见洪大者，多表示毒热极盛，应视为重症，宜急速采取治疗措施，否则极易导致心阳衰竭而发生脱证。

若尺部见洪脉，是反常之脉，多是泻利日久或呕血、咳血致阴血大亏，元气大伤，阴精耗竭，孤阳将越之象，此时的洪脉浮取盛大而沉取无根，或见躁疾，临证当审慎查之。

此外，夏季暑热之气较盛，若健康人脉象微洪但和缓为正常现象。

洪脉于临床较为常见，如能结合临床表现分析病情，对确定治疗有一定价值。

微　脉

一、体象歌

【原文】微脉极细，而又极软[①]；

似有若无，欲绝非绝。

【提要】本段主要概述微脉的脉体形象特征。

【注释】

①极软：指下感觉若有若无，极其柔软。

【白话解】微脉的形象是非常细小，而又极其柔软；按之模糊不清，似有若无，好似将绝而未绝。

【解析】《脉经》曰："微脉，极细极软，或欲绝，若有若无。"《诊宗三昧》曰："微脉者，似有似无，欲绝非绝，而按之稍有模糊之状，不似弱脉之小弱分明，细脉之纤细有力也。"可见微脉形象为极度细软，弱而无力，欲绝非绝，按之模糊不清。多为阴阳气血虚甚，鼓动无力所致。从现代临床实验来看，微脉是由于心脏功能衰竭，或失血、失液及其他因素引起的血容量或血压过低造成的，往往见于休克过程中的不同阶段或不同程度。

二、主病歌

【原文】微脉模糊，气血大衰。

左寸惊怯，右寸气促。

左关寒挛①，右关胃冷。

左尺得微，髓竭精枯；

右尺得微，阳衰命绝。

【提要】本段主要概括微脉的主病及寸、关、尺三部脉微的意义。

【注释】

①寒挛：寒邪性主收引，寒邪侵袭人体，可

引起肢体挛缩，屈伸不利。

【白话解】微脉的脉象模糊，一般是气血大衰的征象。左寸脉微，则心惊神怯，右寸脉微，则气虚喘促。左关脉微，是寒凝肝脉，右关脉微，主胃中虚冷。左尺脉微，是肾虚精髓枯竭；右尺脉微，是肾阳虚衰，生命将绝之象。

【解析】《难经》曰"气主煦之""血主濡之"。脉为血之府，血足则脉充，气盛则脉行。若阴血大亏则难以充脉，阳气虚衰则无力运血，故脉来模糊，极细极软。因心为火脏主血脉，肾寄元阴元阳，故微脉多见于心肾阳衰之证。心阳虚衰，不能鼓动心神，故心惊神怯；肾阳虚衰，一身阳气无根，则生命将绝。此外，若寒客于肝经之脉，寒从下受，睾丸冷痛，牵引少腹，或中焦虚寒，寒凝于胃脘，也可见关脉脉微；而左尺脉微，则是肾精枯竭，不能生髓化血，血脉失充之象。

此外，微脉与细脉不同，久病与新病出现微脉的预后也不一样，故李中梓按之曰："世俗未察微脉之义，每见脉之细者，辄以微细并称，是何其言之不审耶！轻按之而如无，故曰阳气衰；重按之而欲绝，故曰阴气竭。长病得之，多不可救者，谓正气将次灭绝也。卒病得之，犹或可生者，谓邪气不至深重也。"

细　　脉

一、体象歌

【原文】细直而软，累累①萦萦②；

状如丝线，较显于微。

【提要】本段主要概述细脉的脉体形象特征。

【注释】

①累累：通"羸羸"，瘦瘠疲惫的样子。

②萦萦：萦（yíng），缠绕。萦萦，形容细脉细长不断的样子。

【白话解】细脉的形象是脉道狭小，细直而软，好像非常瘦瘠疲惫的样子，但延绵不绝，指下感觉如按一根丝线，比微脉稍感明显一些。

【解析】细脉是脉体狭小，脉管收缩成为细

线的形象。李中梓在细脉下按语中对细脉与微脉进行了进一步的对比，指出细脉具有明显易见的特点。他说："细之为义，小也，细也，状如丝也。微脉则模糊而难见，细脉则显明而易见，故细比微稍稍较大也。"由于血液、津液的亏损，不足以充实脉管，或心阳虚衰，不足以推动血行以充实脉道，均可使血管处于收缩状态，而显出脉管细如丝线的形象。

二、主病歌

【原文】细主气衰，诸虚①劳损。

细居左寸，怔忡②不寐③；

细在右寸，呕吐气怯④。

细入左关，肝阴枯竭；

细入右关，胃虚胀满。

左尺若细，泄痢遗精；

右尺若细，下元⑤冷惫。

【提要】本段主要概括细脉的主病及寸、关、尺三部脉细的意义。

【注释】

①诸虚：各种虚证。

②怔忡：见"虚脉"注释。

③不寐：即失眠。

④气怯：见"虚脉"注释。

⑤下元：即下焦元阳。

【白话解】细脉主气衰以及各种虚证劳损。细脉出现在左寸，则心慌、心悸、失眠、不寐；细脉出现在右寸，往往呕吐气亏。细脉见于左关，是肝阴枯竭之象；细脉见于右关，多属胃虚而胀满不适。左尺脉如果细的话，多见泄泻、痢下或遗精；右尺脉见细，是因下焦元阳不足、虚寒内盛。

【解析】细脉属于虚脉类，是脉道细小的一种脉象。诸虚劳损气血阴阳不足证皆可见到细脉。细脉的记载最早见于《内经》。《素问·脉要精微论》云："细则气少。"《素问·平人气象论》说："尺寒脉细谓之后泄。"阴血亏虚不能充盈脉道，阳气不足无力鼓动血行,致脉管的充盈度下降,故脉来细如丝线。临床上见到的因气血不足所致的心悸、气短、汗出、头晕、倦怠乏力、语音低微、面色无华、舌淡纳呆、腹泻便溏等症多与细脉并见；而阳气不足的畏寒、下利以及阴精不足的潮热盗汗、颧红口干等亦多与细脉并见。具体而言，左寸脉细，多是心血亏虚，脉道失充；右寸脉细，往往是肺气大亏；肝肾精血枯竭血不濡脉，故左关、尺脉细；脾胃阳气虚损或脾肾阳虚，虚寒内盛，则右关、尺脉细。

此外，湿邪为病也可见细脉。因湿性重浊黏滞，脉管受湿邪阻滞，气血运行不利亦可致脉体细小。

濡　脉

一、体象歌

【原文】濡脉细软，见于浮分；

举①之乃见，按之即空。

【提要】本段主要概述濡脉的脉体形象特征。

【注释】

①举：浮取，见"浮脉"注释。

【白话解】濡脉的形象是细而且柔软，但细软之象仅见于浮候，轻取脉可以得之，稍微重按，便觉空虚感，摸不到了。

【解析】濡脉属于浮类和虚类脉，其特点是"浮而细软"，如同棉絮漂于水面，必须轻手细审，中沉二候则触摸不到。李中梓说："濡之为名，即软之义也。必在浮候见其细软，若中候沉候，不可得见也。"概而言之，濡脉的脉象特点是位浮、形细、质软，临证必须细查。

二、主病歌

【原文】濡主阴虚，髓绝精伤。

左寸见濡，健忘惊悸①；

右寸见濡，腠②虚自汗③。

左关逢之，血不营筋；

右关逢之，脾虚湿浸。

左尺得濡，精血枯损；

右尺得之，火④败命乖⑤。

【提要】本段主要概括濡脉的主病及寸、关、尺三部脉濡的意义。

【注释】

①惊悸：见虚脉注释。

②腠：腠理，此指皮肤的纹理。

③自汗：白天不因劳作、厚衣、发热而汗自

出的一种症状。

④火：指命门之火。

⑤乖：乖戾，不顺，不吉之候。

【白话解】濡脉的主病为阴虚以及肾精不足、骨髓化源枯竭。左寸出现濡脉，则健忘、心慌、心悸不能自主；右寸出现濡脉，则皮毛腠理空虚而常自汗出。左关如见到濡脉，是肝血虚，不能营养筋脉；右关见到濡脉，属脾气虚湿邪停滞浸渍。左尺见濡脉，是精血枯竭耗损之象；右尺见濡脉，是命门之火衰败、生命将危之征。

【解析】濡脉主阳气阴血不足诸多虚证，多见于崩中漏下、虚劳失精、慢性久泄、自汗喘息等病证。《伤寒论·平脉法》曰："诸濡亡血。"《诊家枢要》曰："濡为气血不足之候。"脉道因气虚无力行血，而成松弛软弱之势，且因气虚而不敛，故现浮象；精血虚而脉道不充，故脉形细小。由于各脏病变不同，濡脉又显现于不同部位。具体来说，心血不足的健忘心慌、心悸不能自主，表现为左寸脉濡；肺气不足的皮毛腠理疏松的自汗、咳喘、短气，表现为右寸脉濡；如肝血虚，血不营筋，表现为左关脉濡；脾气虚运化失司的泄泻、倦怠、乏力，表现为右关脉濡；肾精不足，血化无源，精血枯损，表现为左尺脉濡；命门火衰的病证以右尺脉濡为甚。

濡脉还主湿证。如湿邪困遏中焦，脾之阳气不振，水湿之气内停，也可出现濡脉。

弱　脉

一、体象歌

【原文】弱脉细小，见于沉分；

　　　　举①之则无，按②之乃得。

【提要】本段主要概述弱脉的脉体形象特征。

【注释】

①举：浮取，见"浮脉"注释。

②按：沉取，见"浮脉"注释。

【白话解】弱脉的形象是极其细小软弱，脉位又极深、极沉，以轻指力按之触摸不到，须以重指力按之才能感觉到其存在。

【解析】弱脉与细脉都是脉体狭小，但两者尚有较大差异。细脉虽形体细但应指比较明显，且浮、中、沉三取皆可得到；而弱脉不仅脉体细小，且脉位沉而脉力弱，是沉细无力综合的脉象。弱脉与濡脉均有无力的特征，但弱脉是浮取、中取均不得，沉取乃得；而濡脉为浮取细审乃得，中沉二候则触摸不到，临证当细辨之。弱脉的形成多由阳气、阴血俱虚所致。阴血亏损，不能充盈脉道，故脉形细小；阳气虚衰，无力推动血行，则脉位深沉，脉力软弱。

二、主病歌

【原文】弱为阳陷，真气①衰弱。

左寸心虚，惊悸②健忘；

右寸肺虚，自汗③短气。

左关木枯，必苦挛急；

右关土寒，水谷之疴④。

左尺弱形，涸⑤流可征；

右尺弱见，阳陷可验。

【提要】本段主要概括弱脉的主病及寸、关、尺三部脉弱的意义。

【注释】

①真气：指元气，是肾中精气所化生。

②惊悸：见"虚脉"注释。

③自汗：见"虚脉"注释。

④疴：病之意。

⑤涸：水干。

【白话解】弱脉的主病以阳气虚陷，真气衰弱为主。左寸出现弱脉，是心气不足，表现为心慌、悸动不安，健忘；右寸出现弱脉，是肺气虚损，表现为常自汗出而气短乏力。左关脉弱，是肝血枯竭，筋脉失养，必然导致肢体痉挛拘急；右关脉弱，是脾胃虚寒，表现为饮食水谷不化。左尺出现弱脉，是肾阴干涸之征；右尺出现弱脉，是肾阳衰微之象。

【解析】弱脉是一种不足之脉，主要见于气血阴阳亏虚的虚劳证，但阳气虚是形成弱脉的主要原因。若真元之气不足，一身阳气皆为之不振，阳气虚鼓动血脉无力，故脉来软弱无力。《脉经》

曰:"浮以候阳气之盛衰。"弱脉的特征是脉位沉而软弱无力,浮取不得,也说明阳气虚是形成弱脉的主要原因。故心肺阳气不足,脾胃阳气不振,肾阳式微,命门火衰,必然出现弱脉,并见少气、乏力、自汗、心悸、咳喘、语音低微、腹胀、便溏、五更泄泻、阳痿、滑精等。

气为血之帅,气能生血,气虚则血液化源匮乏,故阴血亏虚也可兼见弱脉。如肝血不足,脉细而弱,肾阴不足,左尺沉细无力。

紧　脉

一、体象歌

【原文】紧脉有力，左右弹人；

如绞转索^①，如切紧绳。

【提要】本段主要概述紧脉的脉体形象特征。

【注释】

①转索：索，大绳子。转索，转动的绳索，如辘轳上的井绳。

【白话解】紧脉的形象是应指劲急绷紧有力，左右前后弹手，感觉如同摸到旋绞转动或紧绷的绳索。

【解析】紧者，紧急，紧束也，是一种脉来绷急有力的脉象。无论轻举重按，脉搏的紧张度、力度都比较高，绷急有力，坚搏抗手，状如绞转的绳索一般。

二、主病歌

【原文】紧主寒邪，又主诸痛。

左寸逢紧，心满急痛；

右寸逢紧，伤寒①咳嗽。

左关人迎②，浮紧伤寒③；

右关气口④，沉紧伤食⑤。

左尺见之，脐下痛极；

右尺见之，奔豚⑥疝疾⑦。

【提要】本段主要概括紧脉的主病及寸、关、尺三部脉紧的意义。

【注释】

①伤寒：病因，指寒邪侵袭人体肌表部位。

②人迎：人迎，是寸口脉的别称。

③伤寒：证候名，是《伤寒论》中的太阳表证的一个证型，主要症状有发热、恶寒、无汗、头项强痛、脉浮紧等。

④气口：即寸口，指寸口脉。

⑤伤食：见"滑脉"注释。

⑥奔豚：见"长脉"注释。

⑦疝疾：一般指体腔内容物向外突出的病证，或指生殖器、睾丸、阴囊的部分病证。

【白话解】紧脉多主因寒邪袭人而致的病证，又主各种原因引起的疼痛。如果左寸脉紧，则心胸胀满拘急疼痛；如果右寸脉紧，往往由于感受寒邪而咳嗽；如果左手关脉或寸口三部脉皆现浮紧之象，属于太阳伤寒表证；右手关脉或寸口三部脉皆现沉紧之象，是伤食积滞所伤。左尺脉紧，则脐下剧烈疼痛；右尺脉紧，则发为奔豚气或各种疝疾。

【解析】紧脉在临床上多见于因寒而致的病证，其主要形成原因是寒邪侵犯人体。寒为阴邪，主凝滞收引，易困遏阳气，使脉道紧束而拘急。寒邪袭人，正气与之剧烈相争，故脉来绷急搏指，状如切绳。如外感风寒，恶寒、无汗、头项强痛，紧脉常与浮脉并见；阳虚内寒，引起畏寒、腹痛、下利等症，则紧脉多与沉脉并见；肺寒咳嗽也常见紧脉。

紧脉还常见于各种原因引起的疼痛，也多与寒邪凝滞于经脉，致气血运行不畅有关。如外来寒邪侵犯人体经络引起头身疼痛；寒邪侵犯肌肉关节引起关节肢体痹痛、活动不利；若心阳不振，寒凝心脉，心血瘀阻引起心绞痛或掣背疼痛；肾经寒气上冲可引起奔豚气，致发作性下腹气上冲胸直达咽喉，腹部绞痛，或引发各种疝疾疼痛。

此外，宿食内停引起的腹胀疼痛等也可见紧脉，系因实邪阻滞，气机不通，致血实脉涌。

三、兼脉歌

【原文】浮紧伤寒，沉紧伤食；

急而紧者，是为遁尸[①]；

数而紧者，当主鬼击[②]。

【提要】本段主要论述紧脉与其他脉象相兼所主病证的意义。

【注释】

①遁尸：病名。指一种突然发作、以心腹胀

满刺痛、喘急为主要症状的危重病证。

②鬼击：病名。胸腹部突然绞痛或出血的疾患。一名"鬼排"。

【白话解】脉浮而紧，是寒邪伤于人体肌表的太阳伤寒表证；脉沉而紧，是伤食积滞所致。脉来急迫而紧者，是为遁尸，即突然发作以心腹胀满刺痛、喘急为主要症状的危重病证。脉来疾数而紧者，主鬼击病证，是指胸腹部突然绞痛或出血的疾患。

【解析】紧脉在临床上多见于寒邪侵犯人体所引起的病证。寒主凝滞收引，致使脉道拘急，若寒邪袭表，与正气相争，则紧脉常与浮脉并见；若伤食积滞，邪实内郁，邪正相争于里，气滞血阻，则紧脉常与沉脉并见。

紧脉常见于各种原因引起的疼痛，如头身疼痛、关节肢体痹痛、心绞痛、腹部绞痛及各种疝疾疼痛等。若不仅出现紧脉，还兼有脉来急迫或疾数，说明邪气盛实，病情危急，系气机内闭，血实脉涌，如遁尸或鬼击病证，均属危候，不可不慎。

缓　　脉

一、体象歌

【原文】缓脉四至，来往和匀；

微风轻飐①，初春杨柳。

【提要】本段主要概述缓脉的脉体形象特征。

【注释】

①飐（zhān）：风来吹物使其颤动之意。

【白话解】缓脉的来去搏动，一呼一吸刚好四至，往来和缓而均匀，就像微风轻轻地吹拂下摇曳不停的初春杨柳一般。

【解析】缓有和缓、怠缓、迟缓等不同含义，因此缓脉亦有正常与异常之分。正常的缓脉，是脉来从容和缓，不快不慢，不浮不沉，节律均匀，是脉有胃气的一种表现。而异常的缓脉，是脉势怠缓，稍快于迟的一种脉象，脉来怠缓且松懈无力。

二、主病兼脉歌

【原文】缓为胃气，不主于病，
　　　　取其兼见，方可断证。
　　　　缓浮风伤，沉缓寒湿；
　　　　缓大风虚，缓细湿痹①；
　　　　缓涩脾薄②，缓弱气虚。
　　　　左寸涩缓，少阴血虚；
　　　　右寸浮缓，风邪所居。
　　　　左关浮缓，肝风内鼓；
　　　　右关沉缓，土弱湿侵③。
　　　　左尺缓涩，精宫④不及；
　　　　右尺缓细，真阳⑤衰极。

【提要】本段主要概括缓脉与其他兼脉并现时，表现于寸、关、尺三部的意义。

【注释】

①湿痹：痹证类型之一，以肢体关节重着疼痛为主要症状，病因风、寒、湿三气中以湿邪偏盛所致者。

②脾薄：脾虚之意。

③土弱湿侵：脾虚为湿邪所困。

④精宫：本为志室穴或命门穴的别名。此处结合上下文意，当指命门。因命门是人身精之所寄，男子以藏精，女子以系胞（胞宫）。

⑤真阳：即肾阳，又称"元阳""命门之火"。

【白话解】脉象和缓一般是有胃气的表现，不主于病。只有在与其他病脉相兼出现时，才可作为诊断疾病的依据。例如，脉浮而缓，是风邪所伤；脉沉而缓，是寒湿内侵；脉大而缓，主风虚之证；脉细而缓，是湿痹之证；脉缓而涩主脾虚，脉缓而弱主气虚。左寸脉涩而缓，主少阴心血不足；右寸脉浮而缓，是风邪袭人之象；左关脉浮而缓，主肝风内动；右关脉沉而缓，脾虚为湿邪所困；左尺脉缓而涩，是精宫精血不足；右尺缓而细，主肾阳衰微。

【解析】李中梓曰："缓脉以宽舒和缓为义，与紧脉正相反也。……故曰缓而和匀，不浮不沉，不大不小，不疾不徐，意气欣欣，悠悠扬扬，难以名状者，此真胃气脉也。"所以，正常的缓脉，不主于病。缓脉主病，必须与其他脉象并见，才能作为诊断的依据。对于缓脉与其他兼脉的主病，著名医家姜春华总结说："归纳前人所说，有以下诸端：①和缓从容者为胃脉，为正常无病之脉；②怠缓不舒，有似困缚之象者，主湿邪黏滞，兼浮则为风湿在表，兼沉则属寒湿在里；③浮缓少神者，为气血不足；④浮而宽缓不弱，为卫虚；⑤迟缓沉细，为营弱虚寒。"（《对脉学上若干意见的探讨》）可见缓脉见于病中，并兼见他脉时，才有临床意义。其中，浮缓、沉缓或迟缓、沉细缓为临床所常见。浮缓多见于太阳中风表虚证，《伤寒论·辨太阳病脉证并治》载："太阳病，发热，汗出，恶风，脉缓者，名曰中风。"因风性散漫，袭人致腠理开泄，故脉见浮缓。沉缓或迟缓多见于湿证或寒湿内停之证，因湿性黏滞，易阻气机，故脉来徐缓；而寒性收引，阳气受遏，致脉气稽迟而缓慢。若脾虚，气血不足，血脉失充，鼓动无力，也可见到沉细缓脉。至于寸、关、尺三部脉缓的意义，当结合临床作为参考。

弦　脉

一、体象歌

【原文】弦如琴弦，轻虚而滑；

　　　　端直以长①，指下挺然。

【提要】本段主要概述弦脉的脉体形象特征。

【注释】

①端直以长：挺直而且长的样子。

【白话解】弦脉的形象如同琴弦一般，但脉体有柔和滑利之感，指下的感觉是挺直而长。

【解析】李中梓曰："弦之为义，如琴弦之挺直而略带长也。在八卦为震，在五行为木，在四时为春，在五脏为肝。经曰：少阳之气温和软弱，故脉为弦。岐伯曰：春脉肝也，东方木也，万物之所以始生也。故其气来濡弱，轻虚而滑，端直以长，故曰弦。反此者病。"此处很形象地描述了弦脉的形态，如同琴弦，应指有挺直和劲急感。但弦脉的形象随病情有所区别，病轻者脉虽弦但尚有柔和滑利之感；病重者应指端直以长，有切按弓弦之感；甚重者脉来搏指挺然有力，脉体硬而不柔和，如循刀刃。

从现代临床来看，弦脉的形成机理比较复杂。一般认为是由多种因素综合作用于动脉血管，使血管壁平滑肌紧张度增高，或有动脉硬化，动脉压力增高，外周阻力增强等，致使血管紧张度增加，导致脉搏呈现平直而有力的脉象。

弦脉的形态虽是端直以长，却与长脉不同。李中梓说："弦脉与长脉，皆主春令，但弦为初春之象，阳中之阴，天气犹寒，故如琴弦之端直而挺然，稍带一分之紧急也；长为暮春之象，纯属于阳，绝无寒意，故如木干之迢直以长，纯是发生之气象也。"

二、主病歌

【原文】弦为肝风，主痛主疟①；

主痰②主饮②。弦在左寸，

心中必痛；弦在右寸，

胸及头疼。左关弦兮，

痰疟癥瘕③；右关弦兮，

胃寒膈痛。左尺逢弦，

饮在下焦；右尺逢弦，

足挛疝④痛。

【提要】本段主要概括弦脉的主病及寸、关、尺三部脉弦的意义。

【注释】

①疟：疟疾，病名，以寒战、壮热、出汗、定期发作为特征。

②痰饮：水液代谢障碍形成的病理产物。

③癥瘕：是腹内肿块，或胀或痛的一种病证。癥者有形，固定不移，病在脏，属血分；瘕者无形，聚散无常，病在腑，属气分。

④疝：见"紧脉"注释。

【白话解】弦脉的主病有肝风内动、疼痛、疟疾、痰饮证等。如果左寸脉弦，必然心中疼痛；右寸脉弦，则胸及头疼。左关脉如弓弦，可见痰饮、疟疾、癥瘕等证；右关出现弦脉，多病胃寒胸膈疼痛。若左尺出现弦脉，是饮邪停于下焦；右尺出现弦脉，往往脚足挛缩或病疝疾疼痛。

【解析】从《黄帝内经》的记载看，生理、病理、死候三种均可以见到弦脉。《素问·宣明五气》曰："五脏应象，肝脉弦，心脉钩，脾脉代，肺脉毛，肾脉石，是谓五脏之脉。"《素问·平人气象论》说："春胃微弦曰平。"也就是说，春天肝脉微弦是有胃气的表现，但应是弦而柔和的。病理情况下弦脉主要主肝胆病、诸痛证、疟疾，痰饮等。多见于肝气郁结的胁痛、郁怒；气滞血瘀的癥瘕积聚；肝风内动的眩晕、昏仆；邪在少阳的寒热往来、口苦、咽干、目眩、胸胁苦满；寒热往来有定时的疟疾；各种痰证和饮证等。弦脉还可见于各种原因导致的疼痛，如心痹证引起的心痛，可见到明显的左寸脉弦；肝病导致的胁痛，以左关弦为主；胃寒疼痛，多出现右关弦脉；下肢挛缩疼痛或疝气疼痛，多见尺弦明显。

病理性弦脉的产生是由于脉气收敛紧张造成的。如果肝胆疏泄失常，气机不畅，经脉拘急，血气敛束不伸，可见弦象。少阳为气机出入之枢，邪滞少阳，枢机不利，则见弦脉。疼痛或痰饮出现弦脉，是因邪气阻滞，气机不畅以致血气鼓搏壅迫，脉来劲急所致。

除病理性弦脉外，老年人脉象多弦硬，为精血亏虚，脉失濡养，脉象失其柔和之象而变弦，是属于生理性退化的一种征象。

三、兼脉歌

【原文】浮弦支饮[①]，沉弦悬饮[②]；

弦数多热，弦迟多寒；

弦大主虚，弦细拘急；

阳弦头痛，阴弦腹痛；

单弦饮癖③，双弦寒痼④。

【提要】本段主要论述弦脉与其他脉象相兼所主病证的意义。

【注释】

①支饮：指饮邪停滞于胸膈部位的病证，以咳逆倚息不能平卧为主要症状。

②悬饮：指水饮停留于胁肋部位的病证，以咳唾胸胁引痛为主要症状。

③饮癖：癖，指潜匿于两胁之间的积块，平时寻摸不见，痛时才能摸到。饮癖，是癖的一种，症见口吐涎沫清水，胁腹有积块，食少，嗳酸等。

④寒痼：痼疾，积久难治之病。寒痼，寒邪积滞日久，腹痛泄泻，手足逆冷，寒气上冲之证。

【白话解】浮兼弦的脉象见于支饮病证，沉兼弦的脉象见于悬饮病证。弦而数的脉象多主热证，弦而迟的脉象多主寒证。弦大之脉主虚证，弦细之脉多见于手足拘挛强直，不得伸屈。阳邪为病出现弦脉，多有头痛；阴邪为病出现弦脉，多见腹痛。单手脉弦多见于饮癖之证，双手脉弦多因寒邪积滞日久。

【解析】弦脉是临床相当常见的脉象，临床主病较多，如肝胆病、诸痛证、疟疾、痰饮等多种病证。弦脉与其他脉象同时出现还具有更多的主病意义。例如，阳热所伤或痰热内壅，脉多弦数；阴寒为病，脉多弦紧或弦迟；痰饮内蓄，脉多弦滑；虚劳内伤，中气不足，脾土为肝木所乘，则脉来弦缓；肝病及肾，损及根本，则脉弦细。

动　脉

一、体象歌

【原文】动无头尾，其动如豆；

　　　　厥厥①动摇，必兼滑数。

【提要】本段主要概述动脉的脉体形象特征。

【注释】

①厥厥：脉搏一蹶一蹶地跳动、短而坚紧的样子。

【白话解】动脉的脉体短小如豆，无头无尾，一蹶一蹶地跳动，动摇不停，带有滑数的特点。

【解析】《伤寒论》曰："若动脉见于关上，上下无头无尾，厥厥动摇者，名曰动也。"李中梓说："动之为义，以厥厥动摇，急数有力得名也。

两头俯下，极与短脉相类；但短脉为阴，不数不硬不滑也。"可见，动脉具有短、数、滑的特征，寸、关、尺三部皆可见到，但由于关部脉管较寸尺略高、略粗，所以动脉在关部明显且多见。

二、主病歌

【原文】动脉主痛，亦主于惊。

左寸得动，惊悸①可断；

右寸得动，自汗无疑。

左关若动，惊及拘挛；

右关若动，心脾疼痛。

左尺见之，亡精为病；

右尺见之，龙火②奋迅。

【提要】本段主要概括动脉的主病及寸、关、尺三部脉动的意义。

【注释】

①惊悸：见"虚脉"注释。

②龙火：即相火，见"数脉"注释。

【白话解】动脉主要是主疼痛与突受惊悸。左寸出现动脉，则心悸易惊；右寸出现，必有自汗表现。如果左关出现动脉，则心慌心跳，手足屈伸不利；如果右关出现动脉，则心脾部位疼痛。左尺见到动脉，是肾精耗伤为病；右尺见到动脉，是相火妄动之征。

【解析】动脉短小如豆，滑数有力，是阴阳相搏的表现。正常情况下，人体阴阳相对平衡，升降如常，六脉冲和。当机体突受惊恐，或有某种原因引起疼痛时，人体气机逆乱，升降反作，气血不通，阴阳失和，以致脉气不能正常往来，气血被郁于狭窄的空间，躁动鼓击，故出现短而滑数有力的脉象。临证时还要根据动脉出现的部位，结合临床表现加以判定是与哪些脏腑病变有关。

至于动脉见于尺部，较为罕见，往往是由于男子亡精，或肾水不足，相火虚炎，阴阳不和，气血冲动，搏结躁疾所致。李中梓在按语中说："左尺见动，为肾水之不足，右尺见动，谓相火虚炎，故发热也。"说明尺部见动脉，必伴发热症状。

促 脉

一、体象歌

【原文】促为急促，数时一止；

如趋①而厥②，进③则必死。

【提要】本段主要概述促脉的脉体形象特征。

【注释】

①趋：快走，此言脉行急促。

②厥：同蹶，跌倒。

③进：发展、加重之义。

【白话解】促脉的形象是脉来急促，在急数之中时有不规则的一停，如同快步行走中有时突然跌倒，如果止数渐增，则病情加重，预后不好。

【解析】《伤寒论·辨脉法》说："来数，时一止复来者，名曰促脉。"指出促脉脉象具有搏动快、无规则歇止、自行复来三个特点。何梦瑶在《医碥》进一步指出："数时一止，复来者曰促，如人之疾行而蹶也。"说明促脉是脉来疾数而兼有歇止的脉象，即脉率在 90 ～ 160 次 / 分，脉搏同时出现间歇的脉象。李中梓说："如止数渐稀，则为病瘥；止数渐增，则为病剧。"是说如果止数渐渐减少，则病情就慢慢痊愈；止数逐渐增多，则病情加重，预后不良。

二、主病歌

【原文】促因火亢，亦由物①停。

左寸见促，心火炎炎；

右寸见促，肺鸣咯咯②。

促见左关，血滞为殃；

促居右关，脾宫③食滞。

左尺逢之，遗滑④堪忧；

右尺逢之，灼热为定。

【提要】本段主要概括促脉的主病及寸、关、尺三部脉促的意义。

【注释】

①物：指病理产物，如痰饮、瘀血、食积等。

②咯咯：象声词，与前述"炎炎"相对应，形容肺气喘粗上逆的样子。

③脾宫：指脾胃。

④遗滑：遗精或滑精。

【白话解】促脉的形成主要是由于火热亢盛所致，也可由邪气内阻引起。如果左寸脉促，则是心火上炎之象；右寸脉促，则肺气喘粗上逆。促脉见于左关脉，是瘀血阻滞为患；促脉见于右关脉，是脾胃饮食积滞所致。左尺如见促脉，则见遗精或滑精等症；右尺如见促脉，则是虚火内灼为灾。

【解析】促脉主阳盛实热或邪实阻滞之证。阳邪亢盛，热迫血行，故脉来急数；热灼阴津则津血衰少，心气受损，致疾行之血不相接续，故脉来间歇。若有气滞、痰饮、瘀血、食积等阻滞脉道，致脉气接续不及，亦可产生间歇。李中梓按曰："或因气滞，或因血凝，或因痰停，或因食壅，或外因六气，或内伤七情，皆能阻遏其运行之机，故虽当往来急数之时，忽见一止耳。"

　　李中梓又说："脏气乖违，则稽留凝泣，阻其运行之机，因而歇止者，其证为轻。若真元衰惫，则阳弛阴涸，失其揆度之常，因而歇止者，其证为重。"说明促脉多见于实证，由于脏气不和，气机不利。但虚证也可出现促脉，如真元衰惫，脏气衰微，致气血不相顺接而见脉促者，其脉必促而无力，病情必重。然而虚证出现促脉情况的远较实证为少，正如李中梓所说："得之脏气乖违者，十之六七；得于真元衰惫者，十之二三。"

结　　脉

一、体象歌

【原文】结为凝结，缓时一止；

　　　　　徐行而怠①，颇得其旨。

【提要】本段主要概述结脉的脉体形象特征。

【注释】

①怠：懒惰松懈的样子。

【白话解】结脉的形成是因脉气凝聚结滞，故结脉的形象是脉来迟缓，在缓慢之中时有不规则的一停，而脉来徐缓松懈，是结脉的本质所在。

【解析】《伤寒论·辨脉法》说："脉来缓，时一止复来者，名曰结脉。"说明结脉脉象与促脉相比，同样具有无规则歇止、自行复来的特点，但区别是搏动缓慢。结脉是脉律失常中最为常见的一种脉象，是由心脏跳动节律不齐而致脉搏发生的不规则歇止，即在一次完整的脉搏之后，脉搏停搏，或提前发生一次小的搏动，而后出现一个完整或不完整的代偿间歇期，尔后复动，如《诊脉三昧》云："结为指下迟缓中有歇止，少候复来。"

二、主病歌

【原文】结属阴寒，亦由凝积。

左寸心寒，疼痛可决；

右寸肺虚，气寒凝结。

左关结见，疝瘕①必现；

右关结形，痰滞食停。

左尺结兮，痿躄②之疴；

右尺结兮，阴寒为楚。

【提要】本段主要概括结脉的主病及寸、关、尺三部脉结的意义。

【注释】

①疝瘕：疝，一般指体腔内容物向外突出的病证，或指生殖器、睾丸、阴囊的部分病证；瘕，见"弦脉"注释。

②痿躄：即痿证，是肢体痿废不用的一类病证。

【白话解】结的形成主要是由于阴寒内盛，或由痰、湿、食、瘀等邪气凝结积滞所致。左寸脉结，是寒阻于心脉，心阳被遏，必见心胸疼痛；右寸脉结是肺之阳气不足，阴寒凝结不通；左关脉结，会导致疝瘕一类疾病；右关出现结脉，显示有痰饮凝滞或宿食内停；左尺脉结，可见肢体痿废不用；右尺脉结，阴寒内盛之象。

【解析】李中梓曰："大凡热则流行，寒则停滞，理势然也。夫阴寒之中，且夹凝结，喻如隆冬天气严肃，流水冰坚也。少火衰弱，中气虚寒，失其乾健之运，则气血痰食互相纠缠，运行之机缄不利，故脉应之而成结也。"可见，结脉主要是由于阴寒内盛,气血津液失其正常运行,以致寒、痰、湿、食、瘀等凝结积聚,阻碍血行,且心阳被抑,使脉中气血运行不相连续所致,此种结脉,往往是结而有力,或兼沉、迟、滑或涩象,且多见于寸、关部位;若因气血虚衰,心阳不振,致使脉中气血运行不相接续者,往往是脉结而无力。及至肾之阴阳两亏者,则以尺脉结而无力更为明显。

代　脉

一、体象歌

【原文】代为禅代①，止有常数；

　　　　不能自还，良久复动。

【提要】本段主要概述结脉的脉体形象特征。

【注释】

①禅代：禅，音"善"，禅让，是古代部落联盟推选领袖的制度；禅代，有替代之意。

【白话解】代脉的形象特征是禅代，即脉搏跳动到一定次数，作为替代必然要出现有规律的歇止，而且不能立即恢复，间隔较长时间后才能恢复跳动。

【解析】李中梓曰："代者，禅代之意也。如四时之禅代，不愆其期也。结、促之止，止无常数；代脉之止，止有常数。"说明代脉的歇止是有规律的，如同四时的交替一般。归纳代脉的形象特征，是脉来迟缓，脉力较弱，呈现有规律的歇止，间隔时间较长，包含了节律、形态、脉力等方面的参差不匀。现代医学认为，代脉是心脏节律不齐的表现。脉搏节律呈现成比例的歇止或弱小搏动，可呈二联率（一跳一歇或一强一弱），或三联率（二跳一歇或二强一弱），及五联律等。正如张景岳所描述的："忽见软弱，乍数乍疏，乃脉形之代；其断而复起，乃至数之代，两者皆称为代。"

　　代脉的指诊特征是：脉搏出现有固定节律的歇止。歇止可呈现各种比例，有 2：1、3：1 或 5：1 等。歇止有三种形态：①脉搏强弱交替出现，弱点一次搏动距前面的一次强搏动脉搏的时限较短，而距其后面的一次强搏动脉搏的时限较长，表现出一较长的歇止；②在常态脉搏之后有一次长歇止，而后复动；③一次搏动一次歇止。

二、主病歌

【原文】代主脏衰，危恶之候。

脾土败坏，吐利①为咎；

中寒不食，腹疼难救。

两动一止，三四日死；

四动一止，六七日死。

次北推求，不失经旨。

【提要】本段主要概括代脉的主病及预后。

【注释】

①吐利：吐，呕吐；利，下利，指一般的腹泻。

【白话解】代脉的主病往往是脏气衰微，危重险恶的证候。代脉多是脾气衰竭的表现，常见到呕吐腹泻；如脘腹中寒不欲饮食，兼见腹部疼痛，多预后不好。如果脉搏跳两下停一下，一般只能活三四天；脉搏跳四下停一下，则能维持六七日。以此类推，不失《内经》之旨。

【解析】代脉是脉缓而有规则的歇止，其歇止的时间比结、促脉长，一般主脏气衰微。由于元气虚衰，难以运血，致脉气运行不相连续，故脉有歇止，良久不能自还，说明病情较重。脏气不足，出现代脉，以心气不足或脾气不足，或心脾两虚为多见。如果卒逢惊恐、跌打损伤或痛证，也可见到代脉，系因邪气阻遏脉道，血行涩滞，致脉气一时性不相衔接所造成，脉虽代但应指有力，且为时短暂，不可误认为是重病。

代脉是由于心脏病变出现的期前收缩，或房室传导比例为3∶2的二度房室传导阻滞，或窦性节律呈固定比例发生的联率性改变，如二联率（1∶1）、三联率（2∶1）、四联率（3∶1）、五联率（4∶1）等而形成的。由于心脏发生固定性节律不整，脉搏亦相应出现联率性改变，即脉来时有一止，止有定数，良久复来。以代脉判测预后，应视病与病情而定，如急性心肌梗死见代脉，应视为危候，但经适宜的治疗也可获愈；有部分慢性冠心病、心肌病、心肌炎等，可见代脉，虽属病理性质，但不是险证；而青年人的神经功能性代脉，临床也不少见。故李中梓说："唯伤寒心悸，怀胎三月，或七情太过，或跌打重伤，及风家痛证，俱不忌代脉，未可断其必死耳。"他还以一例医案给予说明："善化县黄桂岩，心疼夺食，脉三动一止，良久不能自还。施笠泽云：'五脏之气不至，法当旦夕死。'余曰：'古人谓痛甚者脉多代。周梅屋云：少得代脉者死，老得代脉者生。今桂岩春秋高矣，而胸腹负痛，虽有代脉，不足虑也。'果越两旬而桂岩起矣。"故见到代脉时，不可轻断危候，应参证分析，作出准确判断，以免造成患者恐慌。

革　脉

一、体象歌

【原文】革大弦急，浮取即得；

按之乃空，浑如鼓革①。

【提要】本段主要概述革脉的脉体形象特征。

【注释】

①鼓革：革，是经过加工的兽皮。鼓革，即鼓皮。

【白话解】革脉的形象是脉大而弦，具有绷急感，轻取即得，但用中等力量按之，则觉得很空虚，就像按在绷紧的鼓皮上。

【解析】李中梓曰："革者，皮革之象也。表邪有余，而内则不足也。恰似鼓皮，外则绷急，内则空虚也。"说明革脉脉大、中空、外坚，如按鼓皮之状，且又有微弦之象。也就是说，革脉的脉象特点是，浮取即可感觉脉管的搏动，且搏指质感较硬，但用中等力量按之则有中空之感，恰似指压鼓皮，外急而内空。革脉的形成主要是由于精血亏虚，正气不固，气无所恋而浮越于外，故脉位浮取即得。由于精血不足，不能外荣，脉管失去柔性，弹性降低，故按之有搏指之感；而精血亏虚，脉管不充，故中按之即感空虚。

二、主病歌

【原文】革主表寒，亦属中虚。

左寸之革，心血虚痛；

右寸之革，金衰①气壅。

左关遇之，疝瘕②为祟；

右关遇之，土虚③为疼。

左尺诊革，精空可必；

右尺诊革，殒命③为忧。

女人得之，半产④漏下⑤。

【提要】本段主要概括革脉的主病及寸、关、尺三部脉革的意义。

【注释】

①疝瘕：见"结脉"注释。

②土虚：即脾虚。

③殒命：死亡。

④半产：妊娠 3 个月以上流产的。

⑤漏下：指不在行经期间阴道持续出血、淋漓不断的病证。

【白话解】革脉既见于表寒证，又见于里虚证。如果左寸脉革，多属心血不足引起的心痛；右寸脉革，是肺气虚衰而气机不畅。左关脉革，往往是疝瘕一类疾病作祟；右关脉革，则属脾胃虚弱、脘腹疼痛。左尺部见到革脉，是肾精亏损无疑；右尺见到革脉，一般是病情危重之兆。女性见到革脉，多是小产或漏下病。

【解析】革脉在临床上主要见于精血亏损的病证，在精血亏损同时又外感风寒的时候更多见。

因寒主收引,使血管收缩拘急,故切之有弦急之象。故李中梓说:"革者,皮革之象也。表邪有余,而内则不足也。恰如鼓皮,外则绷急,内则空虚也。浮举之而弦大,非绷急之象乎?沉按之而豁然,非中空之象乎?唯表有寒邪,故弦急之象显焉;唯中亏气血,故空虚之象显焉。"一般女性多见于精血亏损、坠胎、月经过多、崩漏、外伤出血及心脾两虚引起的面色苍白、头晕目眩、心悸气短等;男性则见于肾中精气亏损的遗精、早泄、盗汗、腰膝酸软等。

临床上革脉一般出现于虚劳性疾病,如再生障碍性贫血出血、肺结核咯血、妇科出血性疾病,或某些老年性疾病失液较多时,均可导致血容量不足而出现革脉。如果革脉见于慢性病的发展过程中,经积极治疗,可以治愈;如果见于急性病,且按之毫无和缓之感,则显示病情比较危重。

牢　脉

一、体象歌

【原文】牢在沉分，大而弦实；

　　　　浮中二候，了①不可得。

【提要】本段主要概述牢脉的脉体形象特征。

【注释】

①了：清楚、明了。

【白话解】牢脉在沉取的脉位才能触到，其脉体实大而弦长，而在浮取和中取时，明显触摸不到。

【解析】李中梓按曰："牢有二义，坚牢固实之义，又深居在内之义。故树木以根深为牢，盖深入于下者也。监狱以禁囚为牢，深藏于内者也。

仲景曰：寒则牢固，又有坚固之义也。沈氏曰：似沉似伏，牢之位也。实大弦长，牢之体也。"可见牢脉的特征为：一是脉位沉，二是弦长、大而有力。所以，牢脉的脉象特征为：沉、弦、大、实、长。临床上牢脉主要见于高血压与动脉硬化并存的患者。从现代病理研究基础看，动脉硬化时，脉管弹性降低，血管壁变硬；高血压时，外周血管阻力增大，紧张度增强，因而呈现出弦而有力，实强不移的脉象。

二、主病歌

【原文】牢主坚积①，病在于内。

左寸之牢，伏梁②为病；

右寸之牢，息贲③可定。

左关见牢，肝家血积；

右关见牢，阴寒痞癖④。

左尺牢形，奔豚⑤为患；

右尺牢形，疝瘕⑥痛甚。

【**提要**】本段主要概括牢脉的主病及寸、关、尺三部脉牢的意义。

【**注释**】

①坚积：为气滞血瘀所致的癥瘕积聚等实邪结聚体内。

②伏梁：古病名。主要指心下至脐部周围有包块，形成的病证，多由气血结滞所致。

③息贲：古病名。症见胸胁胀满，呼吸气逆，病因肺失肃降，肺气郁积所致。

④痃癖：痃，脘腹间气机阻塞不舒的一种自觉症状。癖，指潜匿于两胁之间的积块，平时寻摸不见，痛时才能摸到。

⑤奔豚：见"长脉"注释。

⑥疝瘕：见"结脉"注释。

【**白话解**】牢脉的主病主要是气滞血瘀等所致的实邪结聚于体内的病变。左寸脉牢，一般是心下至脐部周围有包块的伏梁病；右寸脉牢，多是胸胁胀满、呼吸气逆的息贲病。左关脉牢，属肝脏有瘀血积阻；右关脉牢，是阴寒内盛所致的脘腹痞闷不舒或两胁积块的痞癖。左尺脉牢，是气从下腹上冲胸部，直达咽喉的奔豚病为患；右尺脉牢，是疝瘕所致的剧烈疼痛所致。

【解析】从歌诀对牢脉主病的描述可见，牢脉主要见于邪气内阻，实邪结聚体内的病变，如阴寒内结，阳气沉降于下，或气滞血瘀，癥瘕积聚，痞癖不移者。故李中梓说："牢脉所主之证，以其在沉分也，故悉属阴寒；以其形弦实也，故咸为坚积。"但亦有虚证出现牢脉的，此当属危重征象。正如李中梓说："若夫失血亡精之人，则内虚，而当得革脉，乃为正象；若反得牢脉，是脉与证相反，可以卜死期矣。"临证当仔细辨别。

散 脉

一、体象歌

【原文】散脉浮乱，有表无里①；

中候渐空，按则绝矣。

【提要】本段主要概述散脉的脉体形象特征。

【注释】

①有表无里：表指浮部，里指沉部。轻取觉虚大，叫"有表"；重按涣散，甚至触摸不到，叫"无里"。

【白话解】散脉的脉象浮而散乱，轻取感觉虚大，重按触摸不到；中取则渐渐感到空虚，重按则有欲绝之象。

【解析】李中梓说："散有二义，自有渐无之象，亦散乱不整之象也。当浮候之，俨然大而成其为脉也；及中候之，顿感无力而减其十之七八矣；至沉候之，杳然不可得而见也。渐重渐无，渐轻渐有。"可见散脉的脉象特点是：轻取即有，浮大无力；稍用力中取，则渐感空虚，甚至杳然无踪；重按之则欲绝，属无根之脉。

李中梓尚引述柳氏对散脉的描述说："无统纪，无拘束，至数不齐，或来多去少，或去多来少，涣散不收，如扬花散漫之象。"且总结说："其言至数不齐，多少不一，则散乱而不整齐严肃之象也。"说明散脉还有一个特点，即脉搏来去不清晰，或伴有节律不齐或脉力不匀，故曰"散似扬花无定踪"。

二、主病歌

【原文】散为本伤，见则危殆。

左寸之散，怔忡①不寐；

右寸之散，自汗淋漓。

左关之散，当有溢饮②；

右关之散，胀满蛊疾③。

居于左尺，北方水竭；

右尺得之，阳消命绝。

【提要】本段主要概括散脉的主病及寸、关、尺三部脉散的意义。

【注释】

①怔忡：见"虚脉"注释。

②溢饮：指饮邪停留于体表肌肤之间，以肢体浮肿、疼痛为主要症状。

③蛊疾：蛊疾是指由寄生虫或血吸虫等引起的鼓胀病，又称蛊胀。

【白话解】散脉是人体根本大伤的表现，一般出现在危重证候中。左寸脉散，多见心慌心悸、失眠不寐；右寸脉散，常常自汗淋漓。左关脉散，应当出现在溢饮病中；右关脉散，多是寄生虫或血吸虫等引起的腹部胀满疾患。散脉见于左尺部，属于肾水耗竭；散脉见于右尺部，是阳气消散生命将绝之征。

【解析】散脉为元气耗散，脏腑精气欲绝，

病情危重的征象。由于气血虚衰，脏腑精气衰败，阴不敛阳，脉气涣散而不能内敛以鼓动血脉，以致脉象浮而散乱，至数不一。《诊家枢要》说："散，不聚也。为气血耗散，脏腑气绝，有病脉主虚阳不敛，又主心气不足，大抵非佳脉也。"《脉理求真》曰："散为元气离散之象，肾绝之应。盖肾脉本沉，而脉按之反见浮散，是先天之根本已绝。"且"散为死脉，不言主病"，说明临床见到散脉的病证，病情均较危重。现代有些医家认为散脉见于严重的心脏病，如动脉硬化性心脏病、风湿性心脏病等，及多元性室性早搏、房颤等。

芤　　脉

一、体象歌

【原文】芤①乃草名，绝类慈葱②；

　　　　浮沉俱有，中候独空。

【提要】本段主要概述芤脉的脉体形象特征。

【注释】

①芤：古时葱的别名。

②慈葱：是葱之正名。中药材亦名"细香葱"。

【白话解】芤本是一种植物的名称，具体来说是慈葱的别名。芤脉的脉体形象是浮取、沉取均能得到，唯独中取指下感觉是空虚的。

【解析】李中梓对芤脉的描述可谓形象生动之至："芤之为义，两边俱有，中央独空之象也。

芤乃草名，其状与葱无以异也。假令以指候葱，浮候之着上面之葱皮，中候之正当葱之空处，沉候之又着下面之葱皮，以是审察，则芤脉之名象，昭然于心目之间，确乎无可疑矣。"总之，芤脉的脉象特征是：轻取即得，脉体大而应指无力，按之上下或两边实而中间空虚，如按葱管。

芤脉是失血过程中出现的一过性脉象。现代研究发现，在失血过程中，血管尚未明显收缩之前，由于血容量不足，而血管壁又具有一定的紧张度，所以呈现脉居浮位，中候空虚的脉搏状态。

芤脉与革脉虽均有按之中空之感，但革脉浮弦而硬，如按鼓皮；芤脉浮虚而软，如按葱管。临证当仔细体验。

二、主病歌

【原文】芤脉中空，故主失血。

左寸呈芤，心主丧血；

右寸呈芤，相傅阴伤。

芤入左关，肝血不藏；

芤现右关，脾血不摄。

左尺如芤，便红①为咎；

右尺如芤，火炎精漏②。

【提要】本段主要概括芤脉的主病及寸、关、尺三部脉芤的意义。

【注释】

①便红：即便血。

②精漏：即遗精等失精之证。

【白话解】芤脉的脉象中空，所以主失血证。左寸部呈现芤象，是心血丧失之征；右寸部呈现芤象，是肺脏阴津大伤之象。芤脉见于左关部，是肝不藏血所致出血的表现；芤脉出现在右关部，是脾不摄血所致出血的征象。左尺部如出现芤脉，是大便便血所致；右尺出现如芤脉，是虚火内炎导致大量失精。

【解析】芤脉的出现多因突然失血过多，血容量骤然减少，营血不足，无以充脉，或津液大伤，血液不得充养，阴血不能维系阳气,阳气浮散所致。

所以无论肝不藏血、脾不摄血或其他原因所致的出血如血崩、消化道大出血、外伤性大出血、呕血、鼻衄或严重吐泻时均可出现芤脉。

在一些慢性消耗性疾病中，渐至突发性的脱血、亡阴时也可见到芤脉。失精遗泄，罕有见到芤脉者。

伏　脉

一、体象歌

【原文】伏为隐伏，更下于沉；

推筋著骨，始得其形。

【提要】本段主要概述伏脉的脉体形象特征。

【白话解】伏脉的脉象极为深在隐伏，沉取也难得之，必须重取推筋着骨，才能触到其脉形。

【解析】李中梓说："伏之为义，隐伏而不见之谓也。浮、中二候，绝无影响，虽至沉候，亦不可见，必推筋至骨，方始得见耳。"影响，在此是反响之意。伏脉的脉象特点是脉管的搏动部位比沉脉更深，隐伏于筋下，附着于骨上，浮取与中取均不应，需重按直至骨上，并以适宜的压力，细心触摸才能扪及脉搏跳动，甚至有时会伏而不见。

二、主病歌

【原文】伏脉为阴，受病入深。

伏犯左寸，血郁之证；

伏居右寸，气郁之疴。

左关值伏，肝血在腹；

右关值伏，寒凝水谷。

左尺伏见，疝瘕①可验；

右尺伏藏，少火②消亡。

【提要】本段主要概括伏脉的主病及寸、关、尺三部脉伏的意义。

【注释】

①疝瘕：见"结脉"注释。

②少火：是一种正常的、具有生气的火，一般指人体正常的阳气而言。

【白话解】伏脉一般见于阴证，是病邪深入的征象。伏脉见于左寸部，是血瘀引起的病证；

伏脉见于右寸部，气机郁滞之证。左关部见伏脉，肝之阴血瘀积在腹；右关部见伏脉，是寒邪凝滞水谷不化。左尺部见伏脉，往往是疝瘕一类疾病所致；右尺部见伏，预示人体正常的阳气即将消亡。

【解析】从歌诀对伏脉主病的总结可见，伏脉主要见于邪气内阻，深伏于里的病证。乃因邪气闭塞于内，气血凝滞，脉气不得宣通，故脉管潜伏而不显，但必伏而有力，故李中梓说："故其主病，多在沉阴之分，隐深之处，非轻浅之剂所能破其藩垣也。"临床上伏脉常见于邪闭、厥病和痛极的病人。亦可见于癥瘕积聚、痰饮蓄积、宿食内阻及水谷不化等证。如《诊宗三昧》所言："凡气郁血结久病，乃疝瘕、留饮、水气宿食、霍乱吐利等脉，每多沉伏，皆经脉阻滞，营卫不通之故。"寒邪伤人或肾阳虚阴寒内生所致的腹痛疝气、下利清谷、精少清冷等寒闭证，也可见伏脉，但往往是伏而兼迟。

暴病出现伏脉为阴盛阳衰之象，常是厥脱的

先兆；久病见之为气血亏损，阴枯阳竭之证。《脉简补义》说："久伏至脱。"指出伏脉是疾病深重或恶化的标志之一。系因阳气脱绝，不能鼓动于脉，而致脉搏沉而不起，难以接济。

疾　脉

一、体象歌

【原文】疾为急疾，数之至极；

　　　　七至八至，脉流薄疾①。

【提要】本段主要概述疾脉的脉体形象特征。

【注释】

①薄疾：薄，即搏；疾，极其快速。

【白话解】疾脉的脉象躁急迅速，脉搏搏动速度快到了极点，可达到一呼一吸七到八至，脉流异常急速。

【解析】李中梓说："六至以上，脉有两称，或名曰疾，或名曰极，总是急速之形，数之甚者也。"《崔氏脉诀》载："七疾八极，九至为脱。"意即七至为疾脉，八至为极脉，九至为脱脉。一般将一息七、八、九至的脉率均归为疾脉，也就是说，疾脉的脉率快于数脉，在 140～180 次 / 分。

二、主病歌

【原文】疾为阳极，阴气欲竭；

脉号离经，虚魂将绝；

渐进渐疾，旦夕殒灭。

左寸居疾，弗戢①自焚；

右寸居疾，金被火乘。

左关疾也，肝阴已绝；

右关疾也，脾阴消竭。

左尺疾兮，涸辙②难濡；

右尺疾兮，赫曦③过极。

【提要】本段主要概括疾脉的主病及寸、关、尺三部脉疾的意义。

【注释】

①弗戢：戢，收敛，收藏。弗戢，即不能收敛。

②涸辙：出自成语"涸辙之鲋"（见《庄子·外物》），喻肾阴枯竭。

③赫曦：光明盛大貌，喻孤阳独亢。

【白话解】疾脉的产生是由于阳热亢极，或阴气欲竭，虚阳上越。脉搏的跳动似乎将要脱离经脉，显示精气极虚，生命将绝；若脉搏跳动越来越快，有旦夕殒命的危险。左寸脉疾，是心火炎盛，不能敛藏；右寸脉疾，是心火乘犯肺金。左关脉疾，显示肝阴已绝，阴不敛阳；右关脉疾，是脾阴消烁耗竭之征。左尺脉疾，乃肾阴枯竭不能濡润一身；右尺脉疾，是孤阳独亢上越过极。

【解析】实热证见疾脉，系因外感热性病极期，阳亢无制，热迫血行，故脉来躁疾。因正气未衰，与邪抗争，脉必疾而有力。虚热证见疾脉，是因真阴欲竭，孤阳独亢，脉必疾而无力。如李中梓所说："唯伤寒热极，方见此脉，非他疾所恒有也。若劳瘵虚惫之人，亦或见之，则阴髓下竭，阳光上亢，有日无月，可与之决短期也。"古人见到疾脉，常判定为危恶之候。如果是阳热至极，常转而为微弱之脉，显示症危；劳瘵虚惫之人，见到疾脉，乃阴髓已竭而虚阳上亢所致，一般为恶证，预后不良。

在现代临床上，见疾脉可有两种情况：一为阵发性，历时短暂，仅出现数分钟或数小时，多则数日，患者可有心悸、气短、头晕，甚至心绞痛、昏厥等症状；二为持久性，历时可达数周、数月以上，一般症状较轻。应根据具体情况，辨证审因论治。